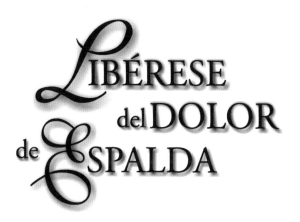

LIBÉRESE del DOLOR de ESPALDA

Si este libro le ha interesado y desea que lo mantengamos
informado de nuestras publicaciones, puede escribirnos a
comunicacion@editorialsirio.com,
o bien suscribirse a nuestro boletín de novedades en:
www.editorialsirio.com

Título original: HEALING BACK PAIN
Traducido del inglés por Víctor Hernández García
Diseño de portada: Editorial Sirio, S.A.

©   de la edición original
     1991, John E. Sarno

     Publicado con autorización de
     Warner Books, Inc., New York
     New York. USA

©   de la presente edición
     EDITORIAL SIRIO, S.A.
     C/ Rosa de los Vientos, 64
     Pol. Ind. El Viso
     29006-Málaga
     España

www.editorialsirio.com
sirio@editorialsirio.com

I.S.B.N.: 978-84-7808-746-4
Depósito Legal: MA-279-2014

Impreso en Imagraf Impresores, S. A.
c/ Nabucco, 14 D - Pol. Alameda
29006 - Málaga

Impreso en España

Puedes seguirnos en Facebook, Twitter, YouTube e Instagram.

DR. JOHN E. SARNO

Libérese del Dolor de Espalda

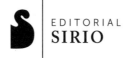

EDITORIAL
SIRIO

I ntroducción

La presente obra es sucesora del libro *Mind Over Back Pain* (*Cómo usar la mente para curar el dolor de espalda*), publicado en 1984. En él se describe un trastorno médico conocido como Síndrome de Miositis Tensional (SMT). Tengo razones para afirmar que dicho padecimiento es la causa principal de los síndromes comunes de dolor de cuello, hombros, espalda, glúteos y extremidades. Desde la publicación de dicha obra, he desarrollado y he aclarado aún más mis conceptos sobre el diagnóstico y el tratamiento del SMT; de ahí surgió la necesidad de escribir este libro.

Con el paso del tiempo, la creciente frecuencia de este síndrome ha creado un problema de salud pública de proporciones impresionantes. Cerca del ochenta por ciento de los estadounidenses tienen algún antecedente de este doloroso padecimiento. En un artículo aparecido en la revista *Forbes* de agosto de 1986, se informa que cada año se gastan 56 mil millones de dólares para tratar las consecuencias de este ubicuo trastorno médico, que es la principal causa de abstencionismo laboral en este país, y la segunda causa de las visitas al médico, superada sólo por las infecciones respiratorias.

Todo esto ha sucedido en los últimos treinta años. ¿Por qué? ¿Acaso se debe a que, tras varios millones de años de evolución, de repente la espalda de los estadounidenses se ha vuelto incompetente? ¿Por qué tantas personas son propensas a sufrir una lesión en la espalda? ¿Y por qué la medicina ha resultado ineficaz para hacer frente a esta epidemia?

Mi propósito al escribir este libro fue contestar éstas y muchas otras preguntas relacionadas con este problema tan común. Sostengo la teoría de que, al igual que cualquier otra epidemia, ésta se debe a que la medicina no ha reconocido la verdadera naturaleza del padecimiento, es decir, no ha hecho un diagnóstico adecuado. En su época, la peste asoló al mundo debido a que, en ese entonces, nadie sabía nada acerca de la bacteriología o la epidemiología. Puede ser difícil creer que la sofisticada medicina del siglo XX sea incapaz de identificar la causa de algo tan simple y común como estos dolores, pero, después de todo, los médicos y los investigadores son seres humanos, no son omniscientes y, lo que es más importante, son propensos a perder la objetividad.

El prejuicio más común es que estos síndromes son resultado de anomalías estructurales de la columna vertebral o de deficiencias musculares inducidas mecánica o químicamente. Igual de importante es otro prejuicio de la medicina convencional, según el cual las emociones no inducen ningún cambio fisiológico. Mi experiencia con el SMT contradice ambos argumentos. Este trastorno es una aberración fisiológica benigna (aunque dolorosa) del tejido blando (y no de la columna), provocada por un proceso emocional.

Me di cuenta de la magnitud del problema en 1965, cuando fui nombrado director de servicios para pacientes externos en lo que actualmente es el Instituto Howard A. Rusk de Medicina para la Rehabilitación, del Centro Médico de la Universidad de Nueva York. Esa fue la primera vez que me encontré con un gran número de pacientes con dolores en el cuello, la espalda, los hombros y los glúteos. En mis estudios y mi capacitación médica convencional, había aprendido que esos dolores se debían principalmente a diversas anomalías estructurales de la columna, generalmente trastornos artríticos o relacionados con los discos intervertebrales, o a un grupo impreciso de padecimientos musculares atribuidos a una mala postura, falta de ejercicio, agotamiento, etcétera. El dolor de las piernas o brazos se atribuía a la compresión de los nervios. Sin embargo, no resultaba claro cómo producían el dolor estas anomalías.

El razonamiento que respaldaba el tratamiento prescrito era igualmente confuso. En él se incluían inyecciones, altas temperaturas por medio de ultrasonido, masaje y ejercicio. Nadie estaba seguro acerca de la forma en que se suponía debían actuar estos tratamientos, pero parecían ser de utilidad en algunos casos. Se afirmaba que el ejercicio fortalecía los músculos del abdomen y de la espalda, lo cual de alguna manera daba apoyo a la espalda y evitaba el dolor.

Mi experiencia al tratar a estos pacientes fue frustrante y deprimente, ya que era imposible prever el resultado. Además, el hecho de descubrir que el patrón del dolor y de los hallazgos del examen físico no correspondían a la presunta causa del dolor con frecuencia resultaba muy problemático. Por ejemplo, el dolor podía atribuirse a cambios degenerativos de origen artrítico ocurridos en la parte baja de la columna, pero el paciente podía sufrir dolores en lugares que nada tenían que ver con los huesos de esa zona. O bien, podía haber alguien con una hernia izquierda en un disco intervertebral, pero que sufría dolores en la pierna derecha.

Además de dudar de la exactitud de los diagnósticos convencionales, me di cuenta de que el tejido más afectado era el muscular, en especial el de los músculos del cuello, hombros, espalda y glúteos. Sin embargo, lo más importante fue observar que el 88 por ciento de los pacientes tenían antecedentes de tensión, migraña, acidez, hernia de hiato, úlcera de estómago, colitis, colon espástico, síndrome de irritación gástrica, fiebre del heno, asma, eccemas y otros trastornos.

Parecía lógico concluir que el dolor muscular de estos pacientes podía estar provocado también por la tensión. De ahí se deriva el Síndrome de Miositis Tensional (SMT). (El prefijo *mio* significa músculo; el término *síndrome de miositis tensional* se refiere en esta obra a un cambio doloroso en la situación muscular).

Cuando probé esa teoría y comencé a tratar a los pacientes de acuerdo con ella, se produjo una importante mejora en los resultados del tratamiento. De hecho, era posible pronosticar con cierta exactitud qué pacientes se recuperarían y cuáles tenían menos probabilidades de hacerlo. Ese fue el comienzo del programa de diagnóstico y de tratamiento descrito en este libro.

Debo insistir en que la presente obra no expone un «nuevo enfoque» sobre el tratamiento del dolor de espalda. El SMT es un *diagnóstico nuevo*, por lo que el padecimiento debe ser tratado de acuerdo con él. Cuando los médicos comprobaron que las bacterias eran la causa de muchas infecciones, buscaron maneras de combatirlas, y esto dio pie al descubrimiento de los antibióticos. Si los factores emocionales son responsables del dolor de espalda, es necesario buscar una técnica terapéutica adecuada. Podemos ver claramente que el tratamiento físico tradicional carece de lógica. La experiencia me ha mostrado que la única forma exitosa y permanente de tratar este padecimiento consiste en enseñar a los pacientes a comprender el trastorno. Es posible que esto no tenga mucho sentido para los no iniciados, pero comenzarán a entender mejor a medida que avancen en su lectura.

¿Es esto medicina holística? Por desgracia, lo que ahora se conoce como medicina holística es una mezcla de ciencia, pseudociencia, y folclore. Cualquier cosa que esté fuera del área de la medicina convencional puede ser considerado holístico; sin embargo, la idea predominante es la atención de «la totalidad de la persona», un sabio concepto que con frecuencia es pasado por alto por la medicina contemporánea. Sin embargo, eso no autoriza a considerar «holístico» a todo aquello que se oponga a las convenciones médicas.

Podríamos definir como *holístico* a aquello que toma en cuenta los aspectos emocional y estructural de la salud y la enfermedad. Esta definición no excluye el método científico. Por el contrario, cuando añadimos la difícil dimensión emocional a la ecuación médica, es cada vez más importante exigir pruebas y poder reproducir los resultados.

Por lo tanto, no estamos hablando de medicina holística como se la concibe popularmente. Espero que sea un ejemplo de buena medicina (diagnóstico adecuado y tratamiento efectivo) y de buena ciencia (conclusiones basadas en la observación y verificadas por la experiencia). A pesar de que la causa del SMT es la tensión, el diagnóstico se realiza en términos físicos y no psicológicos, siguiendo la tradición de la medicina clínica.

Todos los médicos deberían practicar la «medicina holística», en el sentido de reconocer la interacción mente-cuerpo. Excluir la dimensión emocional del estudio de la salud y la enfermedad constituye una práctica deficiente de la medicina y de la ciencia.

Es necesario insistir en un punto importante: si bien el SMT es inducido por fenómenos emocionales, se trata de un trastorno físico. Debe ser diagnosticado por un médico capaz de reconocer las dimensiones física y psicológica del padecimiento. Es posible que los psicólogos sospechen que los síntomas del paciente están inducidos por factores emocionales, pero, dado que no están capacitados para emitir un diagnóstico físico, no pueden afirmar con certeza que el paciente padece SMT. Además, dado que muy pocos médicos están capacitados para reconocer un trastorno de origen psicológico, el SMT se les escapa por las grietas, por decirlo así, y el paciente no recibe un diagnóstico adecuado. Es particularmente importante que el diagnóstico lo haga un médico, con el objeto de evitar la despectiva conclusión de que «todo es un asunto mental».

¿Y qué piensan los médicos de este diagnóstico? Es muy probable que pocos de ellos lo conozcan. He escrito varios artículos médicos y varios capítulos para libros de texto sobre el tema, pero éstos sólo han llegado a un número limitado de personas, todas ellas relacionadas con la medicina, principalmente médicos que trabajan en el campo de la rehabilitación física. Recientemente se ha vuelto imposible publicar artículos acerca del SMT, sin duda debido a que estos conceptos desafían los dogmas médicos contemporáneos. A los médicos que lean este libro, les diré que es más completo que cualquiera de los artículos que he publicado y que les será útil a pesar de que ha sido escrito para el público en general.

A juzgar por las reacciones de los médicos de mi entorno inmediato, la mayoría de ellos ignora o rechaza el diagnóstico. Algunos profesionales de mi especialidad dicen que consideran válido el diagnóstico, pero encuentran difícil tratar a estos pacientes. Espero que las nuevas generaciones de médicos sean más capaces de tratar este tipo de problemas. Uno de los objetivos de esta obra es llegar a esos médicos jóvenes.

¿Y los lectores que sufren dolor de cuello, hombros, espalda o glúteos y sospechan que padecen SMT? Un libro no puede sustituir a un médico y no es mi intención ofrecer un diagnóstico y un tratamiento a través de esta obra. Considero que es inmoral y falto de ética considerarse a sí mismo médico, actuando tan sólo a través de un libro o de una cinta de vídeo. Los síndromes que producen dolor siempre deben ser estudiados adecuadamente para descartar padecimientos como el cáncer, tumores, trastornos óseos y muchos más. Si usted padece un dolor persistente en cualquier parte de su cuerpo, es indispensable que acuda al médico para que le sean practicados los exámenes y las pruebas pertinentes.

El propósito principal de este libro es crear conciencia dentro y fuera del ámbito de la medicina, dado que estos síndromes representan un importante problema de salud que no será resuelto hasta que los médicos cambien su percepción acerca de su causa.

Habiendo expuesto cuál es el propósito de la presente obra, debo decir que muchos de los lectores de su predecesora, el libro *Mind Over Back Pain* (Cómo usar la mente para curar el dolor de espalda) experimentaron una mejoría o incluso la desaparición completa de sus síntomas. Este hecho confirma la idea de que la identificación del trastorno y su conocimiento son los factores terapéuticos más importantes.

La ciencia exige que toda idea nueva sea validada por la experiencia y la repetición. Antes de que los nuevos conceptos sean generalmente aceptados, deben ser comprobados más allá de toda duda. Es indispensable que las ideas expuestas en este libro sean sometidas a estudios de investigación. Siguiendo la tradición de la medicina científica, invito a mis colegas a verificar o corregir mi trabajo. Lo que no deben hacer es ignorarlo, ya que el problema del dolor de espalda es tan grande, como imperativa es la necesidad de una solución.

1 Las manifestaciones del SMT

Nunca he atendido a ningún paciente con dolor de cuello, hombros, espalda o glúteos que no crea que éste se debe a una lesión provocada por alguna actividad física: «Me lastimé mientras corría (o jugando al béisbol, al tenis o a los bolos)». «El dolor comenzó después de que levanté a mi hijita» o «cuando traté de abrir una ventana atascada». «Hace diez años, mientras conducía, otro coche golpeó al mío por detrás y desde entonces he padecido con frecuencia de dolor de espalda».

La idea de que el dolor significa lesión o daño está profundamente arraigada en la conciencia de los norteamericanos y de los occidentales en general. Desde luego, si el dolor comienza mientras realizamos una actividad física, lo más fácil es atribuírselo a ésta. (Como veremos más adelante, con frecuencia esto resulta engañoso). Sin embargo, esta idea tan enraizada acerca de la vulnerabilidad de la espalda y de su propensión a sufrir lesiones, es ni más ni menos que una catástrofe médica para el público estadounidense, que actualmente cuenta con un ejército de hombres y mujeres semi-inválidos cuyas vidas están considerablemente limitadas por el miedo a hacerse más daño o a sufrir nuevamente el temido dolor. Es frecuente escuchar frases como: «Tengo miedo de lastimarle otra vez y por eso tengo cuidado con lo que hago».

Esta idea ha sido fomentada durante años por los médicos y otros profesionales de buena fe. Se ha dado por hecho que el dolor del cuello, los hombros, la espalda y los glúteos se debe a una lesión o una enfermedad de la columna vertebral y de las estructuras relacionadas con ella, o a la incapacidad de los músculos y ligamentos que la rodean. Sin embargo, nada de esto ha sido comprobado científicamente.

Por otra parte, yo he tratado con éxito estos trastornos basándome en un diagnóstico muy diferente. He observado que la mayoría de estos síndromes dolorosos es provocada por un trastorno que afecta a músculos, nervios, tendones y ligamentos, y que es causado por la tensión. Esto está avalado por el gran éxito alcanzado por mi programa de tratamiento, el cual es sencillo, rápido y total.

La preocupación de la medicina por la columna se basa en los fundamentos de la filosofía y la capacitación médica. La orientación de la medicina moderna ha sido principalmente mecánica y estructural. El cuerpo es considerado como una máquina tremendamente complicada, y la enfermedad es un desperfecto de la misma, provocado por una infección, un traumatismo, defectos congénitos, degeneración y, por supuesto, el cáncer. Al mismo tiempo, la medicina ha sostenido un romance con el laboratorio, creyendo que nada es válido a menos que pueda ser demostrado en éste. Nadie pone en duda la función tan importante del laboratorio en el progreso de la medicina (ya que en él han nacido, por ejemplo, la penicilina y la insulina). Por desgracia, hay cosas que son difíciles de estudiar en un laboratorio. Una de ellas es la mente y su órgano: el cerebro. Las emociones no se prestan a ser medidas ni estudiadas experimentalmente, por lo que la ciencia médica moderna ha decidido ignorarlas, con la convicción de que tienen poco o nada que ver con la salud y la enfermedad. Por ello, la mayoría de los médicos niega que las emociones desempeñen una función importante en la *causa* de los trastornos físicos, aunque muchos admiten que sí son capaces de agravar un trastorno provocado por un factor «físico». En general, los médicos se sienten incómodos al tratar problemas relacionados con las emociones y tienden a establecer una división tajante entre «las cosas de la mente» y «las cosas del cuerpo», sintiéndose a sus anchas únicamente con las segundas.

La úlcera péptica duodenal es un buen ejemplo. Si bien algunos médicos no están de acuerdo con la idea, la mayoría de ellos acepta que las úlceras son provocadas principalmente por la «tensión». Sin embargo, y en contra de toda lógica, el objetivo principal del tratamiento es el factor «médico» y no el «psicológico», por lo que se prescriben medicamentos para neutralizar o evitar la secreción de los ácidos. Sin embargo, el hecho de no tratar la causa principal del trastorno constituye una mala práctica médica. En este caso, la prescripción de medicamentos es un tratamiento sintomático, contra el cual fuimos prevenidos en la facultad de medicina. No obstante, dado que la mayoría de los médicos consideran que su trabajo consiste únicamente en tratar al cuerpo, pasan por alto el aspecto psicológico del problema a pesar de que es su causa fundamental. Algunos médicos tratan de aludir a la tensión, pero lo hacen de una manera superficial diciendo: «Debe tomarse las cosas con más calma; está trabajando demasiado».

Los síndromes dolorosos parecen tan «físicos» que es particularmente difícil para los médicos considerar la posibilidad de que puedan deberse a factores psicológicos, por lo que se aferran a la explicación estructural. Sin embargo, al hacerlo, se han vuelto responsables de la epidemia de dolor que existe en este país y en gran parte del mundo occidental.

Si la causa del dolor de cuello, hombros, espalda y glúteos no es ninguna anomalía estructural, ¿entonces qué es? Diversos estudios y la experiencia clínica de muchos años sugieren que estos síndromes que producen dolor son resultado de una alteración fisiológica de ciertos músculos, nervios, tendones y ligamentos, la cual se conoce como Síndrome de Miostitis Tensional (SMT). Se trata de un trastorno inofensivo, pero potencialmente muy doloroso, resultado de situaciones concretas y comunes. El propósito de este libro es describir con detalle el SMT.

En las siguientes secciones del presente capítulo, explicaré qué tipo de personas lo padecen, en qué partes del cuerpo se presenta, los diferentes patrones de dolor y el impacto global del SMT sobre la salud y la vida diaria de las personas. En los siguientes capítulos estudiaremos la psicología del SMT (que es la causa del padecimiento), así como su fisiología y su tratamiento. También reseñaré los diagnósticos y tratamientos convencionales y concluiré con un capítulo acerca de la importante interacción mente-cuerpo y su influencia sobre la salud y la enfermedad.

¿QUÉ TIPO DE PERSONAS PADECEN EL SMT?

Casi podríamos decir que el SMT es un trastorno que no respeta edad, ya que se presenta incluso en niños, aunque generalmente no en menores de seis años. Por supuesto, su manifestación infantil es distinta de la adulta. Estoy convencido de que lo que se conoce como «dolores del crecimiento» es una manifestación del SMT.

No se ha identificado la causa de estos «dolores del crecimiento», pero los médicos siempre han tranquilizado a las madres diciéndoles que el padecimiento es inofensivo. Cierto día, al escuchar a una madre describir el fuerte dolor de pierna de su hija, el cual se había presentado en la mitad de la noche, se me ocurrió que lo que la niña había experimentado era muy semejante a un episodio de ciática en un adulto y, dado que esta es una de las manifestaciones más comunes del SMT, los «dolores del crecimiento» bien podrían representar al SMT infantil.

No es de extrañar que nadie haya sido capaz de explicar la naturaleza de los «dolores del crecimiento», dado que el SMT es un padecimiento que usualmente no deja huellas físicas de su existencia. Simplemente se presenta una constricción temporal de los vasos sanguíneos, que es la causa de los síntomas, y después todo vuelve a la normalidad.

El estímulo emocional que provoca el episodio en los niños es el mismo que en los adultos: la ansiedad. Podríamos decir que un episodio infantil es una parapesadilla, es decir, el sustituto de una pesadilla, producido por la decisión de la mente de producir una reacción física en lugar de una emoción dolorosa, lo cual sucede también en los adultos.

En el otro extremo del espectro, he observado que el síndrome se presenta también en hombres y mujeres de ochenta años o más. No parece existir un límite de edad, aunque ¿por qué habría de ser de otra manera? Mientras seamos capaces de generar emociones, seremos susceptibles a padecer el trastorno.

¿En qué grupos de edades es más común este padecimiento y qué indican esas estadísticas? En un estudio de seguimiento realizado en 1982, se entrevistó a ciento setenta y siete pacientes acerca de su estado actual tras haber recibido tratamiento para el SMT (en la página 111 se presentan los resultados de dicho estudio). Descubrimos que el 77% de los pacientes tenían entre trece y sesenta años de edad, el 9% tenía entre veinte y veintinueve, y que sólo hubo cuatro adolescentes (2%). En el otro extremo del espectro, sólo el 7% tenía más de sesenta años y el 4% más de setenta.

Las estadísticas indican claramente que la mayoría de los casos de dolor de espalda son de origen emocional, dado que el grupo de edades que abarca de los treinta a los sesenta años constituye lo que yo llamo «la edad de las responsabilidades». En ese período de la vida es cuando tenemos mayor presión para alcanzar el éxito y lograr la excelencia, por lo que es lógico que sea en esa etapa en la que se presente la mayor incidencia de SMT. Además, si los cambios degenerativos de la columna vertebral (como la osteoartritis o la estenosis vertebral) fuesen la causa principal del dolor de espalda, las estadísticas no cuadrarían en lo más mínimo. En tal caso, la incidencia se incrementaría gradualmente a partir de los veinte años de edad, y el índice más elevado lo tendría el grupo de los ancianos. Debemos admitir que se trata de una prueba circunstancial, pero es muy sugerente.

Así que para responder a la pregunta de «¿quiénes padecen SMT?» responderemos «todo el mundo». Sin embargo, este trastorno se presenta con mayor frecuencia en la etapa intermedia de la vida, es decir, en «la edad de las responsabilidades». Veamos ahora cómo se manifiesta el SMT.

¿EN QUÉ PARTES DEL CUERPO SE MANIFIESTA EL SMT?

Los músculos

El tejido que resulta más afectado por el SMT es el muscular. De ahí se deriva el nombre del síndrome: miositis (como hemos dicho, el prefijo *mio* significa «músculo»). Los únicos músculos susceptibles al SMT son los de la parte posterior del cuello, la espalda y los glúteos, conocidos en su conjunto como «músculos posturales.» Reciben este nombre debido a que mantienen la cabeza y el tronco en la postura correcta y nos ayudan a usar los brazos de manera eficaz.

Los músculos posturales tienen una mayor proporción de fibras musculares de «acción lenta» que los músculos de las extremidades, lo cual los hace más aptos para el trabajo continuo, que es el tipo de actividad que realizan. Ignoramos si ésta es la razón por la que el SMT se limita a este grupo de músculos. Sin embargo, ello es posible, ya que los músculos que generalmente resultan afectados son los que realizan los trabajos más importantes. Dichos músculos son los glúteos, que se encargan de mantener el tronco erguido sobre las piernas y evitar que caiga hacia delante o hacia los lados. En términos estadísticos, el área en la que con mayor frecuencia se ubica el SMT es la que comprende la parte baja de la espalda y los glúteos.

Justo arriba de los glúteos se encuentran los músculos lumbares (ubicados en la parte más estrecha de la espalda), los cuales suelen resultar afectados junto con los glúteos, aunque ocasionalmente el síndrome afecta a los músculos lumbares o a los glúteos por separado. Aproximadamente dos tercios de las personas que padecen SMT sufren los mayores dolores en esa zona.

La segunda área más afectada la comprenden los músculos del cuello y los hombros. El dolor se presenta generalmente en los lados del cuello y en la parte superior de los hombros, en el músculo llamado trapecio superior.

El SMT puede presentarse en otras partes de la espalda, en el área comprendida entre los hombros y la parte baja de la misma, aunque con menor frecuencia que en las partes mencionadas anteriormente.

Generalmente, el paciente se queja de dolor en una de las áreas principales, por ejemplo, el glúteo izquierdo o el hombro derecho, pero un examen físico revelará algo muy importante e interesante. Prácticamente todos los pacientes con SMT presentan puntos sensibles a la presión en los músculos de tres partes de la espalda: la parte exterior de ambos glúteos (y en ocasiones, en el músculo completo), los músculos del área lumbar y los dos trapecios superiores (músculos de los hombros). Este patrón constante es importante debido a que apoya la hipótesis de que el síndrome doloroso se origina en el cerebro y no es provocado por ninguna anomalía estructural de la columna ni por alguna deficiencia muscular.

Los nervios

El segundo tipo de tejido afectado por este síndrome es el tejido nervioso, concretamente el que compone los nervios periféricos. Como era de esperar, los nervios que suelen resultar más afectados son aquellos que rodean a los músculos aquejados con mayor frecuencia.

El nervio ciático se ubica en el interior de cada glúteo; los nervios lumbares se encuentran debajo de los músculos lumbares paraespinales;

los nervios cervicales y el plexo braquial se localizan debajo del trapecio superior (que es el músculo de los hombros). Dichos músculos son los que resultan afectados con mayor frecuencia por el SMT.

De hecho, el SMT parece un proceso *regional* y no un proceso que afecte a estructuras específicas, por lo que cuando aqueja a un área concreta, todos los tejidos sufren de falta de oxígeno, y esto provoca el dolor en los músculos y los nervios.

La afectación de nervios o músculos puede producir varios tipos de dolor. Puede ser punzante, sordo, como una quemadura, parecido a un golpe o puede también experimentarse como una especie de presión. Además del dolor, la participación de los nervios puede producir la sensación de aguijoneo, hormigueo, adormecimiento y, en ocasiones, debilidad de brazos o piernas. En algunos casos se presenta una debilidad muscular mensurable, la cual puede ser comprobada mediante estudios electromiográficos (EMG). Con frecuencia, las anomalías reveladas por dichos estudios son consideradas como pruebas de daño nervioso por compresión estructural, pero los cambios mostrados por los EMG se presentan frecuentemente en el SMT y usualmente revelan la participación de muchos más nervios que los que intervendrían en una anomalía estructural.

Los síntomas relacionados con los nervios lumbares y ciáticos se presentan en las piernas, debido a que dichos nervios recorren esas extremidades. La participación de los nervios cervicales y del plexo braquial provoca síntomas en brazos y manos. Los diagnósticos tradicionales atribuyen el dolor de piernas a una hernia intervertebral, y el de los brazos a un nervio «pellizcado» o «pinzado» (ver el capítulo 5).

El SMT puede afectar a cualquiera de los nervios del cuello, de los hombros, de la espalda y de los glúteos, produciendo en ocasiones patrones de dolor poco comunes. Uno de los más temibles es el dolor de pecho. Cuando se presenta, la persona que lo sufre piensa que se trata de un infarto de miocardio. De hecho, es importante asegurarse de que no se padece ninguna enfermedad cardiaca. Una vez hecho esto, debemos tener en cuenta que los nervios espinales de la parte alta de la espalda pueden estar sufriendo de una privación leve de oxígeno debida al SMT, y esa puede ser la causa del dolor. Esos nervios se ramifican hacia la parte anterior del tronco, lo mismo que hacia la espalda. Por ello se produce el dolor en el pecho.

Recuerde: Consulte siempre a un médico para asegurarse de que no padece ningún trastorno grave. Este libro no pretende ser una guía de autodiagnóstico. Su propósito es describir el SMT como entidad clínica.

El médico puede sospechar que el SMT ha afectado a los nervios después de examinar la historia clínica del paciente, tras practicarle un examen físico, o tras realizar ambos procedimientos. El dolor en el nervio ciático puede afectar a cualquier área de la pierna, excepto la parte frontal superior del muslo. Existen muchas variantes que dependen del tramo del nervio principal que esté afectado por la privación de oxígeno. Como mencioné anteriormente, el paciente puede quejarse también de otras sensaciones extrañas y de debilidad.

En el examen físico se revisan los reflejos de los tendones y la fuerza muscular a fin de averiguar si la privación de oxígeno ha irritado lo suficiente al nervio como para interferir en los impulsos motores. Asimismo, se realizan pruebas sensoriales (por ejemplo, la capacidad de sentir un pinchazo) para determinar la integridad de las fibras sensoriales del nervio afectado. La principal ventaja de documentar las deficiencias sensoriales y motoras es que, el médico será así capaz de explicarlas a los pacientes y de tranquilizarlos diciéndoles que las sensaciones de debilidad, adormecimiento u hormigueo son inofensivas.

La prueba de elevación de la pierna sin doblar la rodilla puede realizarse por diferentes razones, dependiendo del médico. Si el paciente siente un gran adormecimiento en los glúteos, será incapaz de levantar la pierna sin doblarla, y si lo hace, sentirá un gran dolor. Este último puede ser de origen muscular, ciático o ambos. En la mayoría de los casos, este signo no indica que exista una hernia intervertebral «que presiona el nervio ciático», como se dice con frecuencia a los pacientes.

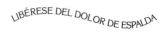

Cuando existe un síndrome de dolor en los hombros y los brazos, se realizan pruebas similares en dichas extremidades.

En ocasiones, los pacientes sufren dolores en dos sitios a la vez. Esto no es muy importante. Algunas personas afirman que, además del dolor principal que padecen, por ejemplo, en el glúteo derecho, sufren también de dolores intermitentes en el cuello o en uno de los hombros. Ello no es de sorprender, ya que el SMT puede afectar a cualquiera de los músculos posturales, o bien, a todos ellos.

Los tendones y ligamentos

Tras la publicación de mi primer libro, en el que describí el SMT, poco a poco me fui dando cuenta de que muchas tendonalgias (dolores de los tendones o ligamentos) podían formar parte del síndrome de miositis tensional. El término *miositis* pronto se volvió obsoleto, habiéndose comprobado años antes que los nervios podrían estar implicados en el SMT, como hemos visto en lo dicho hasta aquí. Ahora empezaba a darme cuenta de que había otro tipo de tejido que podría formar parte del proceso, y a medida que pasaba el tiempo, esta sospecha se volvía cada vez más evidente.

Lo que primero llamó mi atención fueron los informes de los pacientes tratados: además de la desaparición del dolor de espalda, sus dolores tendinosos (como el «codo de jugador de tenis») también desaparecían. Como es bien sabido, el codo de tenista es una de las tendonitis más comunes. Generalmente se supone que los tendones doloridos están inflamados, presumiblemente por un exceso de actividad. El tratamiento común comprende la administración de medicamentos antiinflamatorios y una restricción de la actividad.

Habiendo visto que era posible que el dolor tendinoso formara parte del SMT, comencé a indicar a los pacientes que su tendonitis desaparecería si permitían que ocupase el mismo lugar en su pensamiento que el dolor de espalda. Los resultados fueron alentadores y ello aumentó mi confianza en el diagnóstico. Ahora puedo afirmar que la tendonalgia suele ser una parte integral del SMT y, en algunos casos, constituye su principal manifestación.

Es evidente que el codo no es el lugar donde las tendonalgias se presentan más comúnmente. Según mi experiencia, la rodilla ostenta ese dudoso mérito. Algunos de los diagnósticos usuales para el dolor de rodilla son condromalacia, inestabilidad de la rótula y traumatismo. Sin embargo, un examen físico revelará que uno o más de los tendones y ligamentos que rodean la articulación presentan sensibilidad extrema, y el dolor generalmente desaparece junto con el dolor de espalda.

Otros lugares en los que generalmente se presenta el dolor son el pie, (ya sea en la planta, el empeine o el tendón de Aquiles) y el tobillo. Los diagnósticos más comunes para este tipo de dolor son neuroma, espolón óseo, fascitis plantar, pie plano y traumatismo debido a un exceso de actividad física.

Los hombros son otros de los puntos en los que se presentan tendonalgias provocadas por SMT. El diagnóstico estructural más común es la bursitis. También en este caso es fácil identificar, por medio de la auscultación, un punto sensible en algún tendón de la espalda. Con frecuencia, el trastorno afecta también a los tendones de las muñecas. Es posible que lo que se conoce como síndrome del túnel carpal forme parte del SMT. Sin embargo, no puedo afirmarlo categóricamente sin realizar más observaciones y estudios.

Recientemente atendí a una paciente que, tras haber sufrido un accidente menor, sufría dolor en un punto donde nunca antes lo había experimentado. Esta paciente padecía dolor en la cadera, y las radiografías que se le habían practicado mostraban la presencia de artritis en las articulaciones de esa zona. Dicho padecimiento era más pronunciado en el lado en el que sentía el dolor. Por ello, se le había indicado que el mismo se debía a la artritis. Esta paciente había sido muy susceptible al SMT en el pasado, por lo que le sugerí que viniera a verme para practicarle un examen. Las radiografías mostraron una cantidad muy pequeña de artritis en la articulación mencionada, aproximadamente la que cabría esperar en una persona de su edad. Esta paciente poseía una excelente amplitud de movimiento en la articulación y no sentía ningún dolor al levantar pesos ni al mover la pierna. Cuando le pedí que tocara el sitio exacto en el que sentía el dolor, identificó una pequeña zona en la que el tendón del músculo se une al hueso, bastante más arriba de la articulación de la cadera. Ese punto era sensible a la presión. Le indiqué que sospechaba que padecía una tendonalgia provocada por SMT y el dolor desapareció en unos cuantos días.

La tendonalgia de la cadera se atribuye comúnmente a lo que se conoce como bursitis trocanterial. En este caso, ese diagnóstico no era aplicable, ya que el punto dolorido se encontraba más arriba que el trocánter, que es la protuberancia ósea situada en la parte superior del costado de la cadera.

El SMT puede manifestarse en muchas partes del cuerpo y tiende a desplazarse hacia otros lugares, particularmente si el paciente hace algo para combatirlo. Con frecuencia, las personas que padecen este trastorno experimentan dolores en otros lugares cuando la dolencia original mejora. Es como si el cerebro no estuviera dispuesto a abandonar esta cómoda estrategia para desviar la atención del ámbito de las emociones. Por ello, es particularmente importante que el paciente sepa cuáles son los puntos en los que puede presentarse el dolor. Siempre indico a mis pacientes que vengan a verme cuando sientan un nuevo dolor a fin de averiguar si forma parte o no del SMT.

En resumen, el SMT afecta a tres tipos de tejido: muscular, nervioso y el de los tendones y ligamentos. Veamos ahora cómo se manifiesta este trastorno.

EL INICIO DEL DOLOR: IDEAS DE LOS PACIENTES ACERCA DE LAS CAUSAS Y TIPOS

Cuando los pacientes con SMT reciben atención médica por primera vez, la mayoría de ellos tiene la impresión de que está sufriendo los resultados de una lesión ya vieja, de un proceso degenerativo, de una anomalía congénita o de alguna deficiencia relacionada con la fuerza o la flexibilidad de sus músculos. La idea de que el trastorno se debe a una lesión es quizás la más arraigada. Con frecuencia, los pacientes la asocian con las circunstancias en las que comenzó el dolor.

De acuerdo con los datos de una encuesta que realizamos hace algunos años, el 40% de un grupo representativo de pacientes informó que el inicio del dolor estaba asociado con algún tipo de incidente físico. Para algunos, se trató de un accidente automovilístico menor, usualmente un golpe por detrás. Las caídas en el hielo o al bajar un escalón también fueron mencionadas con frecuencia, lo mismo que el levantamiento de objetos pesados o la realización de un esfuerzo excesivo. Asimismo, como era de esperar, en algunos casos el padecimiento se atribuía a la práctica del atletismo, el tenis, el golf o el baloncesto. El dolor podía comenzar minutos, horas o días después del incidente, lo cual planteaba importantes preguntas con respecto a la naturaleza del primero. Algunos de los incidentes mencionados eran verdaderamente triviales, como agacharse para recoger el cepillo de dientes o girar la cintura para alcanzar la alacena, sin embargo el dolor resultante fue tan intolerable como si hubieran intentado levantar el frigorífico.

Recuerdo a un hombre joven que experimentó un espasmo tan severo y persistente mientras estaba sentado en su despacho, ante su mesa de trabajo, que tuvo que ser llevado a su casa en una ambulancia. Las siguientes cuarenta y ocho horas fueron insoportables, pues no podía moverse sin provocar una nueva oleada de dolor.

¿Cómo puede ser que incidentes tan diversos provoquen un dolor tan insoportable? En vista de los diferentes grados de gravedad de dichos acontecimientos y de la gran variabilidad que se da en cuanto al momento de inicio del dolor, he llegado a la conclusión de que el incidente físico no es la causa del mismo, sino simplemente un *disparador*. Aparentemente, muchos pacientes no necesitan tal disparador; pues el dolor se va presentando gradualmente, o el paciente despierta con él por la mañana. En la encuesta mencionada líneas arriba, el 60% de los pacientes entraba en esta categoría.

La idea de los incidentes físicos como disparadores es apoyada por el hecho de que no hay manera de distinguir, en términos de la gravedad posterior ni de la duración del episodio, entre los dolores que comienzan gradualmente y aquellos que se inician de manera dramática. Todo esto adquiere sentido si consideramos la naturaleza del SMT. Los pacientes no están lesionados, a pesar de que así lo crean. El incidente físico no hizo más que dar al cerebro la oportunidad de iniciar un episodio de SMT.

Existe otra razón para dudar acerca de la función de las lesiones en estos episodios de dolor de espalda. Uno de los sistemas más poderosos que han evolucionado a lo largo de los millones de años desde la aparición de la vida en el planeta es la capacidad biológica de sanar y recuperarse. Las partes de nuestro cuerpo tienden a sanar muy rápidamente cuando sufren una lesión. Incluso el fémur, que es el hueso más largo de nuestro organismo, tarda sólo seis semanas en regenerarse. Y durante el proceso, el dolor se presenta sólo durante un periodo muy corto. Es ilógico pensar que una lesión que ocurrió hace dos meses pueda seguir causando dolor, por no mencionar a aquellas que tienen uno, dos o más años. Y aun así, la gente está tan adoctrinada con la idea de las lesiones persistentes, que la acepta sin cuestionarla.

Invariablemente, los pacientes cuyo dolor ha ido evolucionando gradualmente lo atribuyen a un incidente físico que pudo haber ocurrido años atrás, como un accidente automovilístico o de esquí. Dado que en la mente de esas personas el dolor de espalda es algo «físico», es decir *estructural*, debe haber sido provocado por una lesión. En lo que a ellas respecta, *tiene que haber* una causa física.

Esta idea es uno de los mayores obstáculos para la recuperación. Es necesario resolverla en la mente del paciente, de lo contrario el dolor persistirá. Los pacientes deben comenzar a pensar gradualmente en términos psicológicos y, de hecho, cuando se les diagnostica el SMT, con frecuencia comienzan a recordar los factores psicológicos que concurrían en sus vidas cuando sufrieron los episodios agudos, unas veces fue un nuevo trabajo, contraer matrimonio, una enfermedad de algún miembro de la familia, una crisis financiera, etc. O bien, el paciente puede admitir que siempre ha sido muy aprensivo, escrupuloso y responsable en exceso, compulsivo y perfeccionista. Al admitirlo, habrá iniciado el proceso de ver las cosas desde la perspectiva correcta. En este caso, ello implica reconocer que existen trastornos físicos que desempeñan una función psicológica en el organismo humano. No ser conscientes de este hecho es condenarse al dolor o la incapacidad perpetua.

LOS DISTINTOS TIPOS DE INICIO

El ataque agudo

Quizás la manifestación más común, y sin duda la que más atemoriza del SMT, sea el ataque agudo. Usualmente surge de la nada y el dolor que provoca suele ser intolerable, como se describe en el caso del hombre mencionado anteriormente. Estos ataques se concentran generalmente en la parte baja de la espalda y afectan a los músculos lumbares, a los glúteos o a ambos. Cualquier movimiento desata una nueva oleada de dolor, por lo que este trastorno resulta muy molesto, por decir lo menos. Es evidente que los músculos afectados se han vuelto espasmódicos. El espasmo es un estado de contracción extrema, que es anormal y puede ser terriblemente doloroso. Casi todos hemos sentido alguna vez un calambre en el pie o en la pierna. Pues bien, un calambre es un estado espasmódico, con la diferencia de que éste se detiene cuando estiramos el músculo afectado. Sin embargo, el espasmo de un ataque de SMT no cesa tan fácilmente. Cuando parece que comienza a ceder, cualquier movimiento puede hacer que empiece de nuevo.

Como veremos en el capítulo en el que se describe la fisiología del padecimiento (página 30), opino que la privación de oxígeno es la responsable del espasmo, lo mismo que de otros tipos de dolor característicos del SMT. Es probable que los calambres comunes también sean consecuencia de dicha privación, lo cual explicaría por qué ocurren usualmente mientras dormimos, que es cuando nuestra circulación sanguínea se vuelve más lenta y somos más propensos a experimentar un estado temporal menor de falta de oxígeno en los músculos de las piernas. El flujo de sangre puede restaurarse rápidamente mediante la contracción muscular. Sin embargo, en el SMT, la insuficiencia del flujo es mantenida por los nervios autónomos, por lo que el estado muscular anómalo persiste.

Muchas personas afirman haber escuchado un sonido como de quebradura o chasquido en el momento en que empezaron a sentir el dolor. Los pacientes suelen usar la frase «se me quebró la espalda», pues están seguros de que algo se ha roto. No es así, aunque el paciente juraría que ha sufrido algún tipo de daño estructural. El origen del sonido mencionado permanece siendo un misterio. Quizás sea similar al que se produce al manipular la columna, que es una especie de «aflojamiento» de las articulaciones vertebrales. Sin embargo, una cosa es clara: ese sonido no denota nada potencialmente dañino.

Si bien la parte baja de la espalda es el punto en el que más comúnmente se presentan los ataques agudos, pueden también ocurrir en el cuello, los hombros o la parte alta o baja de la espalda. Independientemente del lugar en el que se presente, se trata de uno de los padecimientos más dolorosos que se conocen, lo cual resulta irónico, puesto que es completamente inocuo.

Con frecuencia, estos ataques hacen que el tronco se curve hacia delante, hacia alguno de los lados, o un poco de ambas cosas. No sabemos cuál es la razón de esto ni cuál es el mecanismo. Naturalmente, es algo muy molesto, pero carece de importancia.

Estos episodios no tienen una duración precisa, e invariablemente dejan a la persona llena de miedo y aprensión. Generalmente se piensa que algo terrible ha ocurrido y que es importante tener mucho cuidado y no hacer nada que pueda lastimar la espalda y desencadenar otro ataque.

Si el dolor en la parte baja de la espalda viene acompañado de dolor en la pierna o ciática, la preocupación y la aprensión se incrementan, dado que ello hace surgir el espectro de la hernia discal y la posibilidad de tener que someterse a una operación quirúrgica. En esta época, dominada por los medios de comunicación, casi todos hemos oído hablar de ese tipo de hernias y la sola idea provoca una gran ansiedad, lo cual a su vez produce más dolor. Si los estudios médicos muestran la existencia de una hernia discal (intervertebral), la aprensión se multiplica. Y si la persona experimenta adormecimiento u hormigueo acompañados de debilidad en la pierna o el pie, síntomas todos que se presentan con el SMT, el miedo resultante prepara el terreno para un episodio prolongado de dolor. Como veremos más adelante, las hernias discales pocas veces son la causa del dolor (véase la página 124).

No hay mucho que pueda hacerse para acelerar el fin de un episodio de esa naturaleza. Si la persona es lo suficientemente afortunada para darse cuenta de lo que está sucediendo, y sabe que sólo se trata de un espasmo muscular que no implica ningún trastorno estructural, el ataque será breve. Sin embargo, estos casos son muy raros. Yo aconsejo a mis pacientes que permanezcan en cama, que tomen algún analgésico fuerte y que no se angustien por lo que les ha sucedido. Además les recomiendo que prueben su capacidad de movimiento y que no asuman que deben permanecer inmóviles durante días o semanas. Si el paciente es capaz de superar su aprensión, la duración del ataque se reducirá considerablemente.

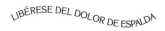
El dolor de inicio lento

En cerca de la mitad de los casos, el SMT se presenta gradualmente; es decir, no existe un episodio particularmente notable. En algunos casos no hay ningún incidente físico al cual atribuir el dolor. En otros, el dolor puede seguir a un incidente físico, aunque con horas, días e incluso semanas de diferencia. Este patrón es muy común después de un accidente menor de tráfico, por ejemplo, cuando otro coche nos golpea por la parte posterior, lo cual hace que echemos la cabeza violentamente hacia atrás. Los exámenes médicos y las radiografías no muestran ninguna fractura ni dislocación, pero poco después comienza el dolor, usualmente en los hombros y el cuello, y ocasionalmente en las partes media o baja de la espalda. También puede presentarse dolor en un brazo o en la mano lo cual, al igual que la ciática, provoca mucha ansiedad. En ocasiones el dolor se inicia en el cuello y en los hombros, extendiéndose luego hacia el resto de la espalda. Si el paciente sabe que se trata de SMT, la duración del padecimiento será breve. Sin embargo si se realiza algún tipo de diagnóstico estructural, los síntomas podrán prolongarse durante meses a pesar del tratamiento.

EL MOMENTO DEL INICIO

Ya sea un ataque agudo o de inicio lento, ¿por qué se presenta el dolor cuando lo hace? Recordemos que, sin importar su gravedad, el incidente físico no es más que un disparador. Por lo tanto, la respuesta ha de buscarse en el estado psicológico del paciente. En ocasiones, la razón es obvia: una crisis financiera o de salud, o algo que comúnmente se consideraría como una ocasión feliz, como el matrimonio o el nacimiento de un hijo. He atendido a varias personas altamente competitivas cuyo dolor comenzó durante una competición deportiva, como un partido de tenis. Naturalmente, estas personas pensaron que se habían «lastimado». Cuando se daban cuenta de que padecían SMT, admitían lo ansiosas que se sentían con respecto a la competición.

Lo que determina si habrá una reacción física no es la ocasión en sí, sino el grado de ansiedad o de ira que genera. Lo importante es la emoción generada y *reprimida*, debido a que tenemos tendencia a refrenar las emociones desagradables, dolorosas o vergonzosas. Estos sentimientos reprimidos son estímulos para el SMT y también para otros trastornos semejantes. La ansiedad y la ira son dos de esas emociones indeseables de las que preferiríamos no estar enterados, por lo que nuestra mente hace lo posible por mantenerlas en los subterráneos del inconsciente. Todo esto lo analizaremos con más detalle en el capítulo dedicado a los factores psicológicos del trastorno.

Algunas personas afirman: «Cuando comenzó el dolor no sucedía absolutamente nada en mi vida». Sin embargo, cuando comenzamos a hablar de las pruebas y las tribulaciones de la vida cotidiana, generalmente comprobamos que tales personas generan ansiedad todo el tiempo. Pienso que estas emociones se van acumulando gradualmente hasta alcanzar un umbral tras el cual comienzan los síntomas. Una vez que se dan cuenta de ello, estos pacientes aceptan sin dificultad que son personas perfeccionistas y con muchas responsabilidades, y que generan mucha ira y ansiedad inconsciente como respuesta a las presiones de la vida cotidiana.

La reacción de inicio retardado

Existe otro patrón interesante que observo con frecuencia. En estos casos, los pacientes pasan por un período muy estresante, que puede durar semanas o meses, como la enfermedad de un miembro de la familia o una crisis financiera. Estas personas se encuentran físicamente bien durante ese periodo, pero una o dos semanas después de que éste termine, sufren un ataque de dolor de espalda, ya sea agudo o de inicio lento. Podría parecer que aceptan el reto y hacen todo lo posible para afrontar el problema, pero una vez que éste se soluciona, la ansiedad acumulada amenaza con abrumarlas, lo cual da origen al dolor.

Otra forma de ver lo anterior es considerar que, durante la crisis, dichas personas no tienen tiempo de ponerse enfermas, ya que emplean toda su energía emocional en afrontar el problema.

La tercera posibilidad es que la crisis o situación estresante proporcione el suficiente dolor emocional y la suficiente distracción, por lo que el dolor físico no es necesario. El síndrome doloroso parece servir para desviar la atención de la persona de las emociones indeseables reprimidas, como la ansiedad y la ira. Cuando atravesamos por una crisis, tenemos demasiadas cosas en qué preocuparnos, por lo que no necesitamos un distractor.

Cualquiera que sea la explicación psicológica, el patrón descrito es muy común y es importante reconocerlo, a fin de que el dolor de espalda no se atribuya a algún factor «físico».

El síndrome de las vacaciones o del fin de semana

Las ocasiones en las que generamos ansiedad dependen principalmente de la estructura y los detalles de nuestra personalidad. Muchas personas sufren ataques de dolor mientras están de vacaciones, o si padecen ya un dolor, éste se agrava los fines de semana. En algunos casos, la razón es obvia: el hecho de alejarse del trabajo o de los negocios les produce una gran ansiedad. Esto se parece un poco al inicio retardado pues, mientras están en el trabajo, estas personas «queman» la ansiedad, pero cuando se alejan de él, supuestamente para relajarse, la ansiedad se acumula en ellos.

Hablando de relajación, con frecuencia escuchamos que la gente dice «relájate» como si se tratara de algo que pudiera hacerse voluntariamente. Existen también numerosas técnicas para relajarse, como ciertos medicamentos, la meditación o la biorretroalimentación, por nombrar sólo unos cuantos. Sin embargo, a menos que el proceso de relajación reduzca efectivamente la ira y la ansiedad reprimidas, uno seguirá sufriendo padecimientos como el SMT y las cefaleas causadas por la tensión, a pesar de sus intentos por relajarse. Algunas personas no saben cómo dejar atrás sus preocupaciones diarias y cómo dirigir su atención hacia algo más placentero. Recuerdo a una paciente que decía que su dolor comenzaba invariablemente cuando se preparaba una copa y se sentaba para relajarse.

Recientemente atendí a un hombre joven, cuyo caso ilustra muy bien el síndrome de las vacaciones. El paciente afirmaba haber estado bajo mucha presión durante largo tiempo y no haber sufrido ningún dolor de espalda. Sin embargo, durante su luna de miel, lo despertó una pesadilla seguida inmediatamente de un severo espasmo en la espalda en el que, según dijo, «mi espalda se quebró completamente». Desde luego, este ataque pudo deberse a la tensión provocada por su reciente matrimonio, pero dado que era una persona extremadamente escrupulosa, me incliné a relacionar el episodio con su trabajo.

Cuando lo atendí, tres meses después, aún presentaba síntomas, sin duda debidos a que un estudio de imágenes obtenidas por resonancia magnética había mostrado la existencia de una hernia discal en el extremo inferior de la columna vertebral y se había discutido la posibilidad de realizarle una operación quirúrgica. (Cabe señalar que el estudio de imágenes obtenidas por resonancia magnética es un procedimiento de diagnóstico muy avanzado, capaz de producir una imagen de los tejidos blandos del cuerpo, que permite detectar la presencia de tumores o hernias intervertebrales).

Sin embargo, tras leer mi libro acerca del SMT, se dio cuenta de que encajaba en el grupo de pacientes descritos en él y acudió a consultarme. Los resultados de las pruebas señalaron inequívocamente que su caso se trataba del SMT. De hecho, dichos estudios mostraban que sus síntomas no podían deberse a la hernia discal debido a que presentaba debilidad en dos conjuntos musculares de la pierna, que no podía ser provocada por la hernia. Sólo la intervención del nervio ciático, característica del SMT, podía haber producido este cuadro neurológico. De cualquier forma, el paciente se alegró al saber que el SMT era la causa de sus problemas y se recuperó rápidamente.

Otra explicación, difícil de aceptar por muchas personas, es que existen muchas fuentes de ansiedad e ira en sus vidas, por ejemplo, un matrimonio desavenido, problemas con los hijos o la obligación de cuidar al padre o a la madre anciana. Hemos visto numerosos ejemplos de lo anterior: mujeres atrapadas en matrimonios negativos que les resultan insoportables pero que no pueden romper debido a que dependen emocional o económicamente de su esposo, o personas que se sienten perfectamente competentes para realizar su trabajo, pero que no pueden lidiar con su pareja o sus hijos.

Recuerdo a una mujer que padecía un dolor persistente y que vivía con un hermano muy difícil. A pesar de que se había sometido a psicoterapia, el dolor no cedía. Un día me dijo que había hecho algo muy inusual: se había enfurecido con su hermano, le había gritado y le había vociferado por toda la casa. Y ello hizo desaparecer el dolor. Por desgracia, no fue capaz de mantener su postura con firmeza y el dolor volvió.

El síndrome de las fiestas

Con frecuencia escuchamos que las fiestas pueden ser estresantes. Lo que debería ser un tiempo de relajación y diversión suele ser desagradable para muchas personas. Me ha impresionado el hecho de que muchos pacientes afirman que sus ataques comenzaron antes, durante o poco después de las principales fiestas del año.

La razón es obvia: las grandes fiestas generalmente implican mucho trabajo, particularmente para las mujeres, quienes, en nuestra cultura, son responsables de organizar y llevar a cabo las celebraciones. Y por supuesto, la sociedad les exige que lo hagan alegremente, con una sonrisa. Usualmente, las mujeres no son conscientes de estar generando grandes cantidades de resentimiento, por lo que el inicio del dolor les resulta una completa sorpresa.

LA HISTORIA NATURAL DEL SMT

¿Cuáles son los patrones comunes del SMT? ¿Qué sucede con el paso del tiempo, cuando uno se ve aquejado por este trastorno?

Condicionamiento

Para comprender el SMT, es indispensable conocer un fenómeno muy importante conocido como *condicionamiento*. Hay un término más moderno que significa lo mismo: *programación*. Todos los animales, incluidos los humanos, pueden ser condicionados. Este fenómeno salió a la luz gracias al experimento realizado por el psicólogo ruso Pavlov, a quien se atribuye el descubrimiento del condicionamiento. Este científico demostró, mediante sus experimentos, que los animales hacen asociaciones que producen reacciones físicas automáticas y reproducibles. En su investigación, Pavlov tocaba una campana cada vez que alimentaba a un grupo de perros. Tras repetir esto varias veces, descubrió que los perros salivaban cada vez que él tocaba la campana, aunque no les llevara comida. Los animales habían sido condicionados a presentar una reacción física al oír el sonido de la campana.

El proceso de condicionamiento o programación es muy importante para determinar cuándo un paciente con SMT sufrirá un episodio de dolor. Por ejemplo, muchas de las personas que padecen dolor en la parte baja de la espalda afirman que éste se presenta invariablemente cuando se sientan. Sentarse es una actividad tan inofensiva, que resulta sorprendente que sea la causante del dolor. Sin embargo, el condicionamiento se presenta cuando dos cosas ocurren al mismo tiempo, por lo que es fácil imaginar que en algún momento, al inicio del trastorno, la persona sufrió un dolor al estar sentada. El cerebro asocia el estar sentado con la presencia del dolor, por lo que la persona se programa para sentir dolor al sentarse. En otras palabras, el dolor se presenta debido a esta asociación inconsciente con el hecho de sentarse, y no porque sentarse sea dañino para la espalda. Esta es una de las formas en las que puede establecerse una respuesta condicionada. Sin embargo, es probable que existan otras de las que no estoy enterado, dado que el sentarse es un problema tan común para las personas con dolor en la parte baja de la espalda. Los asientos de los automóviles tienen una mala reputación, de manera que muchas de esas personas esperan sentir dolor en cuanto se suben a un coche.

Con frecuencia, los pacientes se programan para sentir dolor debido a lo que les han dicho sus médicos. «Nunca se incline doblando la cintura» significa que sufrirán dolor cada vez que lo hagan, aunque nunca antes les hubiese ello provocado dolor alguno. Algunas personas afirman que al sentarse, el extremo inferior de la columna se comprime, lo que, desde luego, debe producirles dolor cada vez que se sientan. Permanecer en pie sobre el mismo lugar, levantar pesos o cargar cosas son actividades con mala reputación y pueden incorporarse fácilmente al patrón de condicionamientos de cualquier paciente.

Muchas personas afirman que su dolor desaparece si caminan un poco, mientras que en otras, el hecho de caminar puede desencadenar una crisis. Algunas sufren fuertes dolores por la noche, y ello les impide dormir. Un hombre trabajaba todo el día levantando grandes pesos y nunca tuvo ningún signo de dolor. Sin embargo, todas las noches, alrededor de las tres de la mañana, despertaba con un severo dolor que persistía hasta que el paciente se levantaba. Evidentemente, se trataba de una reacción condicionada.

Otras personas afirman dormir bien, pero el dolor se presenta cuando despiertan y se levantan de la cama. En estos pacientes, la severidad del dolor generalmente se incrementa a medida que transcurre el día.

El historial clínico y el examen físico de estas personas demuestra que padecen SMT, pero están programadas para creer que sufren de algún otro trastorno. Lo que indica que estas reacciones son condicionadas es el hecho de que desaparecen pocas semanas después de que los pacientes se someten a mi programa de tratamiento. Si estuviesen provocadas por un daño estructural, no desaparecerían gracias a la terapia (la cual consiste principalmente en seminarios), como ocurre en los pacientes tratados con éxito. El condicionamiento se elimina mediante un proceso educativo.

Es necesario destacar la importancia que el condicionamiento tiene en el SMT, debido a que explica muchas de las reacciones que para los pacientes resultan incomprensibles. Si alguien dice: «Puedo levantar un peso ligero, pero cualquier cosa que pese más de dos kilos me provoca un terrible dolor», es imposible que el trastorno sea provocado por alguna anomalía estructural. Veamos otro ejemplo: el de una mujer que puede agacharse hasta apoyar sin dificultad las palmas de las manos en el suelo, pero que experimenta el dolor ¡cuando se pone los zapatos!

Muchas de estas respuestas condicionadas se derivan del miedo que la gente siente cuando sufre dolor de espalda, especialmente si éste se presenta en su parte baja. Se les ha dicho y han leído que la espalda es frágil, vulnerable y que puede lesionarse con facilidad, por lo que si tratan de realizar alguna actividad vigorosa, como correr, nadar o pasar la aspiradora, la espalda comenzará a dolerles. Estas personas han aprendido a asociar la actividad con el dolor. Como lo esperan, el dolor se presenta. Eso es el condicionamiento.

La postura o actividad específica que produce el dolor es irrelevante en sí misma. Lo importante es saber que ha sido programada como parte del SMT y que, por tanto, su importancia es más psicológica que física.

Patrones comunes del SMT

Quizás el patrón más común sea el de las personas que sufren *ataques agudos recurrentes* del tipo descrito en páginas anteriores. Dichos ataques pueden durar días e incluso meses, aunque la fase más aguda del dolor desaparece en unos cuantos días. Generalmente, el tratamiento se compone de reposo en cama, analgésicos, y medicamentos antiinflamatorios administrados por vía oral o mediante inyecciones. Si el paciente es hospitalizado, generalmente se le somete a tracción, aunque el propósito de la misma no es separar las vértebras sino inmovilizar a la persona, dado que dicha separación no podría hacerse con los pesos que se utilizan en esos casos. Yo no indico a mis pacientes qué deben hacer en caso de un ataque agudo, ya que el objetivo de mi programa es evitar que los ataques ocurran, es decir, prevenirlos. Sin embargo, en ocasiones me llaman personas que sufren un ataque agudo pero, como he mencionado antes, sólo es cuestión de esperar. Quizás les prescriba un analgésico potente, pero no un antinflamatorio, dado que no presentan ninguna inflamación.

Lo irónico de la experiencia usual en dichos ataques es que la mayoría de los pacientes estaría mejor si no consultase al médico. Sin embargo, esto no es muy adecuado ya que, de vez en cuando, el hecho de hacerse examinar por un médico puede ser psicológicamente importante. Suponiendo que no exista nada realmente serio, como un tumor, el diagnóstico usual es alguna anomalía estructural. Un diagnóstico atemorizante (como algún trastorno degenerativo de los discos intervertebrales, una hernia discal, artritis, estenosis espinal, o síndrome FACET) aunado a las terribles advertencias acerca de lo que podría ocurrir si el paciente no pasa el suficiente tiempo en reposo y si vuelve a correr, a usar una aspiradora o a jugar al tenis o a los bolos, es la combinación perfecta para producir un dolor múltiple y persistente.

Sin embargo, el espíritu humano es más o menos indomable y, tarde o temprano, los síntomas desaparecen, dejando al paciente relativamente libre del dolor, aunque con un estigma emocional permanente. Con excepción de unos cuantos valientes, la mayoría de las personas que han sufrido un ataque de esa naturaleza nunca emprenden tranquilamente ninguna actividad vigorosa. La experiencia y sus implicaciones los han vuelto extremadamente sensibles y, en mayor o menor medida, se ven a sí mismos como individuos permanentemente alterados. Estas personas temen un nuevo ataque y éste termina por presentarse. Puede ser seis meses o un año después, pero la profecía se cumple y los temidos sucesos ocurren de nuevo. Una vez más, la persona atribuye el ataque a algún incidente físico. Esta vez puede presentarse también un dolor en la pierna, y si los estudios de resonancia magnética o TI descubren una hernia discal, es posible que se mencione la posibilidad de practicarle una operación quirúrgica. (La TI, o tomografía informatizada, es una técnica avanzada de rayos X que, al igual que los estudios mediante resonancia magnética, proporciona información acerca de los tejidos blandos y el hueso). Todo esto incrementa la ansiedad del paciente y el dolor puede volverse todavía más severo.

Este patrón recurrente de los ataques agudos es muy común. Con el paso del tiempo, los ataques tienden a volverse más frecuentes, más severos y a durar más tiempo. Cada nuevo ataque incrementa el miedo y la tendencia a evitar las actividades físicas. Algunos pacientes llegan a quedar prácticamente incapacitados a medida que pasa el tiempo.

Desde mi punto de vista, las restricciones y el miedo a la actividad física son el peor aspecto de estos síndromes dolorosos, ya que siempre están presentes, aunque el dolor venga y se vaya. Además, afectan profundamente a todos los aspectos de la vida: el trabajo, la familia y el tiempo libre. De hecho, he conocido a personas mucho más incapacitadas en su vida diaria que los pacientes que sufren de parálisis en ambas piernas. Muchos de estos últimos van al trabajo diariamente sin ayuda, tienen una familia y viven vidas completamente normales, con excepción de la silla de ruedas. En cambio, los pacientes graves de SMT pueden tener que permanecer en cama la mayor parte del día debido al dolor.

La mayoría de las personas que sufren ataques recurrentes desarrollan un *patrón crónico*. Comienzan por tener un dolor permanente, generalmente leve, pero que es exacerbado por diversas actividades o posturas que han incorporado a su patrón de condicionamiento: «Puedo acostarme sobre mi lado izquierdo, pero no sobre el derecho»; «Siempre debo ponerme una almohada entre las piernas cuando me acuesto»; «Nunca voy a ninguna parte sin mi asiento acojinado»; «Mi corsé (o collarín) me es indispensable para evitar el dolor»; «Si me siento durante más de cinco minutos, me da un fuerte dolor»; «Las únicas sillas en las que puedo sentarme deben tener un asiento rígido y un respaldo recto»; etcétera.

Y para algunas personas, el dolor se convierte en la preocupación principal de sus vidas. Es común escuchar a personas que afirman que el dolor es lo primero que perciben al despertar por la mañana y en lo último que piensan cuando se van a dormir. Están obsesionadas con el dolor.

El SMT se manifiesta de muy diversas maneras. Hay personas que padecen un pequeño dolor permanente que las hace restringir sus actividades físicas en diversos grados. Otras padecen ataques agudos ocasionales pero viven vidas esencialmente normales con pocas o ninguna restricción.

Lo que he venido describiendo son las manifestaciones más comunes y más dramáticas del SMT: las que ocurren en la parte baja de la espalda y en las piernas. Sin embargo, un episodio severo que afecte al cuello, los hombros y los brazos también puede ser muy dramático e igual de limitante. A continuación presento un ejemplo característico.

El paciente era un varón de mediana edad que había sufrido ataques recurrentes de dolor en el cuello y en los hombros, así como dolor, adormecimiento y hormigueo en las manos, durante los tres años anteriores a su primera visita a mi consulta. El episodio que lo hizo acudir a mí había comenzado ocho meses antes, con un dolor en el brazo izquierdo. Consultó a dos neurólogos, se le habían efectuado varias pruebas muy sofisticadas y se le informó que el dolor era resultado de «un problema en uno de los discos intervertebrales» del cuello. Se discutió si debía someterse de inmediato a la operación y se le advirtió que, de no hacerlo, podría quedar paralítico. No es de sorprender que el dolor se extendiera de su brazo hacia el cuello y la espalda. El paciente, además de estar muy atemorizado, era incapaz de esquiar o jugar al tenis, que eran dos de sus deportes preferidos.

El examen que le practiqué reveló que padecía SMT y que no existía ninguna anomalía neurológica. Por fortuna, un tercer neurólogo concluyó que el dolor no se debía a ningún factor estructural, por lo que el paciente no tuvo dificultad en aceptar el diagnóstico de SMT. Esta persona siguió el programa, se libró del dolor en pocas semanas y pudo reanudar sus actividades atléticas usuales. Hasta la fecha no ha sufrido ningún nuevo ataque.

En ocasiones, el problema se localiza en los hombros o en la rodilla. El dolor de rodilla produce una gran debilidad en cualquier persona que trate de realizar alguna actividad física. Yo mismo he sufrido un episodio de ese tipo y puedo afirmar que es atemorizante, persistente y limitante. Cualquiera de los tendones y ligamentos de los brazos y las piernas y cualquiera de los músculos y nervios del cuello, hombros, espalda y glúteos puede resultar afectado por el SMT.

Si bien es necesario identificar las estructuras afectadas en cada caso, esta es la parte menos importante de la consulta. Cada encuentro con el paciente es una excursión en la vida de esa persona. Tras determinar cuáles son las partes del cuerpo que han sido afectadas, debemos dejar de lado esa información, ya que no actuamos directamente sobre los músculos, nervios y ligamentos. Debemos concentrarnos en el factor de la vida emocional del paciente que pudo haber producido los síntomas.

Me viene a la mente el caso de un hombre que, al darse cuenta de que gozaba de una posición económica lo suficientemente desahogada, decidió retirarse de su negocio antes de tiempo. Poco después adquirió el síndrome doloroso por el que acudió a mi consulta. Mientras hablábamos, salió a la luz que, desde su retiro, se había estado preocupando por diversos problemas familiares; se habían producido varias muertes en su familia, le preocupaba la estabilidad de su negocio, que ahora había quedado en manos de sus familiares, y había comenzado a preguntarse cuál era el propósito de la vida ahora que se había retirado, además de pensar por primera vez en la vejez y la muerte. Su preocupación por estos asuntos, consciente e inconscientemente, había producido la suficiente ansiedad (e ira) como para precipitar el SMT. La medicina convencional atribuyó el dolor al envejecimiento de su columna y, como era de esperar, el tratamiento no produjo ningún resultado. El paciente sufría de SMT. Sus problemas no estaban en su columna, sino en su vida.

En resumen, el SMT puede afectar a los músculos posturales, a los nervios que los rodean y a diversos tendones y ligamentos de brazos y piernas. El paciente siente dolor, quizás pinchazos, y debilidad. Existen muchos patrones y ubicaciones diferentes para los síntomas, y una gran variabilidad en cuanto a la severidad de los mismos, pues pueden ir desde una leve molestia hasta la incapacidad casi total.

Los ataques recurrentes, el miedo a sufrir un nuevo ataque y a realizar actividades físicas son los elementos que caracterizan al SMT.

Mediante los síntomas de dolor, adormecimiento, hormigueo y debilidad, el cerebro pretende indicar que existe alguna anomalía física. Para la mayoría de las personas, la frase «anomalía física» significa lesión, debilidad, incompetencia y degeneración, ya sea conjuntamente o por separado. Para apoyar esta visión de los síntomas, el inicio del dolor suele estar asociado con alguna actividad física, cuanto más vigorosa, mejor. Así, el paciente no tiene más remedio que llegar a la conclusión de que alguna parte de su cuerpo se ha lesionado o estropeado. La frase «Me he roto la espalda» es una descripción común de este suceso.

Otro elemento importante que apoya la idea de la incompetencia estructural es la fuerte tendencia de la gente a programarse para temer a diversas actividades sencillas y comunes como sentarse, estar en pie en un solo lugar, agacharse o levantar pesos.

Estos síntomas, miedos y alteraciones del estilo de vida y de las actividades cotidianas hacen que la atención de los individuos que los padecen se centre en el cuerpo. Como veremos en los siguientes capítulos, ese es el propósito del síndrome: crear una distracción a fin de evitar las emociones indeseables. Parece ser un precio muy alto, pero en realidad desconocemos el funcionamiento interno de la mente, por lo que sólo podemos hacer conjeturas respecto a su profunda aversión por los sentimientos atemorizantes y dolorosos.

2 La psicología del SMT

Los síndromes que producen dolor en el cuello, los hombros y la espalda no son problemas mecánicos que puedan curarse con medios igualmente mecánicos, sino que están más relacionados con los sentimientos, la personalidad y las vicisitudes de quienes los padecen. Si esto es cierto, el tratamiento convencional de estos síndromes no es más que una parodia de la verdadera medicina. Los diagnósticos médicos convencionales se concentran en la máquina, es decir, en el cuerpo, mientras que, al parecer, el verdadero problema está en aquello que la hace funcionar: la mente. El SMT se caracteriza por el dolor físico, pero es inducido por fenómenos psicológicos y no por anomalías estructurales ni por alguna deficiencia muscular. Esto es algo extremadamente importante. En las páginas que siguen explicaré cómo tiene lugar. Pero primero veamos algunas definiciones para asegurarnos que los términos utilizados nos resultan claros.

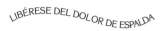
TENSIÓN

La palabra *tensión* se usa con mucha frecuencia y tiene significados diferentes para personas diferentes. Tanto en mi trabajo como en este libro utilizo el término Síndrome de Miositis Tensional (SMT) para referirme al padecimiento que es el tema de este libro. La palabra *tensional* se deriva de *tensión*, y este término se usa aquí para designar a las emociones generadas en el inconsciente y que, en su mayoría, permanecen ahí. Esos sentimientos son resultado de una complicada interacción entre las distintas partes de la mente, y entre ésta y el mundo exterior. Muchos de ellos son desagradables, dolorosos, vergonzosos o de alguna manera inaceptables para nosotros mismos o para la sociedad, por lo que los *reprimimos*. Los sentimientos a los que nos referimos son la ansiedad, la ira y la baja autoestima (sentimiento de inferioridad), y los reprimimos porque nuestra mente no desea que los experimentemos ni que los mostremos al mundo exterior. Es probable que si tuviésemos la oportunidad de elegir conscientemente, la mayoría de nosotros decidiría hacer frente a esos sentimientos negativos; sin embargo, dada la constitución actual de la mente humana, tales sentimientos son inmediata y automáticamente reprimidos, es decir, no tenemos opción.

En resumen, la palabra *tensión* se usa en este libro para referirnos a las emociones reprimidas e inaceptables.

ESTRÉS

La palabra *estrés* con frecuencia se confunde con tensión y parece designar a cualquier cosa emocionalmente negativa. Yo prefiero usarla para referirme a cualquier factor, influencia o situación que ponga a prueba, fuerce o imponga algún tipo de presión al individuo. Podemos estar estresados emocional o físicamente. El calor o el frío excesivos provocan un estrés físico, mientras que un trabajo demasiado exigente o los problemas familiares producen estrés emocional. El estrés relacionado con el SMT provoca reacciones emocionales que después reprimimos.

El trabajo del doctor Hans Seyle fue la primera investigación acerca de la forma en la que el estrés afecta al cuerpo. Este científico realizó muchos estudios y escribió numerosos artículos, y su obra constituye uno de los mayores logros médicos del siglo XX. El doctor Seyle define el *estrés biológico* como «una reacción no específica del cuerpo ante cualquier exigencia que recaiga sobre él».

El estrés puede ser interno o externo. Algunos ejemplos del estrés externo son el trabajo, los problemas financieros, la enfermedad, mudarse de casa, el cambio de trabajo, el cuidado de los hijos o de los padres. Sin embargo, al parecer los factores que producen estrés interno son más importantes en la producción de la tensión. Dichos factores se identifican con algunos atributos de la personalidad, como una escrupulosidad excesiva, el perfeccionismo, la necesidad de destacar, etc. Muchas personas afirman que su trabajo es muy estresante y que por eso están tensas. Sin embargo, si no fuesen tan escrupulosas en cuanto a lo que consideran un trabajo bien hecho, y si no trataran tan arduamente de alcanzar el éxito, de obtener logros y de conseguir la excelencia, no generarían esa tensión. Suelen ser personas muy competitivas y decididas a estar siempre en vanguardia. Por lo general son muy críticas consigo mismas.

Una madre y ama de casa que tenga este tipo de personalidad se estresará tanto como lo haría en cualquier otro trabajo, pero el centro de sus preocupaciones lo constituye su familia. Este tipo de mujeres se preocupa por sus hijos, por su marido, por sus padres. Desea lo mejor para todos y hará todo lo que esté en sus manos para dárselo. También dirá que es importante para ella que los demás la quieran y que se siente muy mal cuando piensa que alguien está molesto con ella. (Esta compulsión por agradar no es, desde luego, privativa de las mujeres;

recientemente atendí en mi consulta a un hombre de edad madura que expresó sentimientos idénticos a los descritos).

Por lo tanto, el estrés se encuentra fuera de lo que podríamos llamar el núcleo central de la estructura emocional. Se compone de las tensiones y dificultades de la vida cotidiana y, lo más importante, de ciertos aspectos de la propia personalidad. Y el estrés produce tensión (es decir, sentimientos inaceptables reprimidos). A continuación estudiaremos con mayor detalle la personalidad.

LA MENTE CONSCIENTE

La parte de nuestra personalidad de la que tenemos conocimiento reside en la mente consciente; en ella es donde se producen las emociones que podemos experimentar. Nos sentimos tristes, alegres, eufóricos o deprimidos; también sabemos que somos escrupulosos, trabajadores, ansiosos, quizá compulsivos y perfeccionistas. Posiblemente nos demos cuenta de que solemos estar irritados o de que necesitamos imponernos. Un varón puede estar plenamente convencido de la superioridad masculina e incluso estar orgulloso de ello. Estos sentimientos dan forma a nuestra mente consciente y al parecer determinan lo que hacemos en la vida y la forma en que actuamos. Pero ¿es así en realidad? Con frecuencia estas características externas reflejan impulsos internos de los que quizás no seamos conscientes, por lo que es importante estudiar el inconsciente, como haremos más adelante.

Muchas personas con SMT son conscientes de que su personalidad posee características de escrupulosidad extrema y suelen referirse a sí mismas como personas del tipo A, según la obra de los doctores Meyer Friedman y Ray Rosenman, quienes describieron al tipo de personas proclives a sufrir enfermedades coronarias en su libro *Type A Behaviour and Your Heart* (*La conducta tipo A y su corazón*, Nueva York, Alfred A. Knopf, 1974). En esa obra, describieron a un tipo de personas empeñadas y obsesionadas hasta el extremo por el trabajo. Es tipo de personas que pueden afirmar que trabajan dieciocho horas diarias sin sentirse cansadas.

Tal conducta no es característica de las personas que sufren SMT. A pesar de ser muy trabajadoras, son conscientes de sus propias limitaciones y, ciertamente, de sí mismas como seres emocionales. Tengo la impresión de que las verdaderas personas tipo A no tienen ningún contacto emocional consigo mismas. Tales personas tienden a negar sus sentimientos como si fuesen signos de debilidad. La hipótesis de que existe una diferencia entre los pacientes con SMT y las personas tipo A se basa en el hecho de que muy pocos pacientes con SMT tienen antecedentes de enfermedades coronarias o las contraen después. Desde luego, hay unas cuantas personas con esas características, pero su número no se compara con la cantidad de pacientes que han padecido otros trastornos, como problemas estomacales, colitis, fiebre del heno, jaquecas por tensión, acné, urticaria y muchos otros padecimientos que parecen estar relacionados con la tensión. Dichas afecciones pueden ser sustitutos del SMT y reflejan un nivel más bajo de compulsividad que el de las personas tipo A.

Las características de personalidad de las que somos conscientes representan sólo una parte de nuestra estructura emocional y pueden ser menos importantes que las que se hallan en el inconsciente.

EL INCONSCIENTE

La palabra *inconsciente* posee una acepción poco afortunada que denota una falta de contacto con la realidad, como cuando dormimos, o cuando alguien sufre un daño cerebral. Sin embargo, este concepto está firmemente arraigado en los libros de psicología, en los que se usa para referirse a esa parte de la actividad emocional de la que usualmente no somos conscientes, por lo que es necesario utilizarla para hablar de las emociones. Quizás sería más conveniente usar la palabra *subconsciente*, por lo que la utilizaremos cuando hablemos sobre los factores no emocionales que se encuentran por debajo del nivel de la consciencia.

El inconsciente es subterráneo; es el ámbito de lo oculto y misterioso y el lugar en el que puede residir toda clase de sentimientos, no siempre lógicos, no siempre agradables y algunos decididamente espantosos. Nuestros sueños reflejan en cierta medida el tipo de cosas que habitan en nuestro inconsciente. Alguien dijo que todas las noches, cuando dormimos, todos nos volvemos locos de una manera silenciosa y segura, ya que es entonces cuando los restos de nuestra conducta pueril, primitiva y salvaje, que forman parte del repertorio emocional de toda persona, pueden mostrarse a sí mismos sin estar bajo la vigilancia de la mente consciente. El inconsciente es el depósito de todos nuestros sentimientos, sin importar si éstos son aceptables personal o socialmente. Es muy importante conocer el inconsciente, ya que lo que sucede en él puede ser responsable de aquellas características personales que nos llevan a comportarnos como lo hacemos cuando estamos despiertos, además de ser el lugar donde se origina el SMT y otros trastornos semejantes.

Es interesante que la gran mayoría de la actividad mental y emocional suceda por debajo del nivel consciente. La mente humana es como un iceberg, en el que la parte de la que tenemos conocimiento, es decir, la mente consciente, representa una parte muy pequeña del total. Es en el subconsciente donde se realizan todos los complicados procesos que nos permiten, por ejemplo, comunicarnos verbalmente o por escrito, pensar, razonar, recordar; en pocas palabras, hacer la mayoría de las cosas que nos identifican como seres humanos. Nuestra capacidad de dar sentido a las cosas que vemos, de reconocer los rostros, y de realizar docenas de actividades mentales, es resultado de una actividad cerebral de la que no somos conscientes.

Es probable que la mayoría de las reacciones emocionales ocurran en el inconsciente. Los sentimientos permanecen allí porque están reprimidos, produciendo la serie de hechos que provocan el SMT. Este trastorno empieza y acaba en el inconsciente.

A propósito, es necesario distinguir, como lo hizo Freud hace mucho tiempo, entre los pensamientos inconscientes, pero que podemos volver conscientes con cierto esfuerzo, como nuestros recuerdos (Freud llamó *preconsciente* a ese ámbito mental) y aquellos que no están a nuestra disposición y que no podemos traer al ámbito consciente. Simplemente ignoramos que existen.

Para comprender mejor cómo y por qué se inicia el SMT, es indispensable analizar algunos de esos procesos emocionales inconscientes.

Baja autoestima

Me sorprende mucho la frecuencia con que las personas albergan sentimientos de inferioridad profundamente arraigados. Quizás se deba a algún aspecto cultural reflejado en la manera en la que fuimos tratados cuando niños y, por consiguiente, en la forma en que nos desarrollamos. Este es un tema que debe ser estudiado de manera intensiva y sin duda, lo será algún día. Estos sentimientos de inferioridad son muy profundos y ocultos, pero se manifiestan a través de nuestra conducta. Generalmente tendemos a compensar nuestros sentimientos negativos, por lo que, por ejemplo, si nos sentimos débiles, actuamos con fortaleza. Esto queda bellamente ejemplificado por el caso de un autoproclamado «tipo duro», que acudió a mi consulta hace ya muchos años para atenderse de un dolor de espalda que lo tenía convertido en un inválido. El personal me informó que el hombre alardeaba constantemente de su habilidad en el combate cuerpo a cuerpo, en los asuntos financieros y con las mujeres. Sin embargo, en mi consulta, lloró inconsolablemente por su incapacidad de soportar su dolor de espalda. Emocionalmente, no era más que un niño tratando desesperadamente de probarse a sí mismo y a los demás lo rudo que era.

Es probable que, para la mayoría de nosotros, la necesidad compulsiva de tener un buen desempeño, alcanzar el éxito y lograr nuestras metas sea un reflejo de nuestros sentimientos de inferioridad tan profundamente arraigados. Sin importar de dónde provenga, la necesidad de logro y de vivir de acuerdo con un papel ideal, como ser el mejor padre, el mejor estudiante o el más trabajador, es muy común en las personas propensas al SMT.

Un ejemplo característico es el de un paciente quien, a través de un trabajo duro, fundó un próspero negocio y se convirtió en el patriarca y benefactor de su numerosa familia. Este hombre disfrutaba con esa función, pero sentía sobre sí una profunda responsabilidad. Durante toda su vida adulta había padecido dolor en la parte baja de la espalda, el cual no cedía a ninguna forma de tratamiento. Cuando lo atendí, los patrones de dolor estaban profundamente arraigados y formaban parte de la vida cotidiana del paciente. Comprendía el concepto del dolor provocado por la tensión, pero era incapaz de eliminar los patrones de toda una vida. Se sentía demasiado viejo para someterse a la psicoterapia, que suele ser necesaria para tratar a este tipo de pacientes. El principal beneficio que obtuvo del tratamiento fue la seguridad de que su espalda no sufría ninguna anomalía estructural.

Otro paciente, un joven de veintitantos años, había tenido a su primer hijo poco antes de abrir una nueva rama en el negocio familiar. La imposición simultánea de estas nuevas responsabilidades le produjo a este joven, extremadamente escrupuloso, un severo dolor en la parte baja de la espalda provocado por el SMT. Tan pronto como se dio cuenta de que el origen de sus síntomas era la tensión interna, el dolor desapareció. Como veremos más adelante, la consciencia es la clave para recuperarse del SMT.

Todas estas personas tenían un gran sentido de la responsabilidad y un fuerte impulso interno de alcanzar el éxito tanto en el ámbito laboral como en el familiar. Son personas que no necesitan vigilancia, pues están motivadas, son disciplinadas y ellas mismas son sus críticos más severos.

Las personas que contraen el SMT suelen ser intensamente competitivas, decididas a alcanzar el éxito, a lograr sus objetivos y usualmente son muy cumplidas. En nuestra cultura, para alcanzar el éxito generalmente es necesario competir de forma eficaz, y estas personas lo hacen. Están acostumbradas a presionarse a sí mismas y con frecuencia sienten que no han hecho lo suficiente.

En ocasiones este perfeccionismo se manifiesta en formas poco usuales. Recuerdo haber atendido a un hombre que había crecido en una granja. Este paciente afirmaba que, al leer mi primer libro, no podía ver cómo este perfeccionismo podía aplicarse a él hasta que se dio cuenta de que, en la época de la cosecha, sentía una fuerte inclinación a colocar perfectamente las pacas de heno.

Quizás en este momento el lector estará rascándose la cabeza y preguntándose por qué el hecho de ser muy trabajador, escrupuloso o compulsivo provoca el SMT. Está claro que existe una relación entre tales características de la personalidad y este síndrome doloroso, pero ¿cuál es? Para comprenderlo, es necesario hablar un poco acerca de la ansiedad y de la ira.

Ansiedad e ira

Dado que no poseo ninguna capacitación en el campo de la psicología ni de la psiquiatría, sé que mis conceptos y explicaciones acerca de estos procesos psicosomáticos pueden resultar demasiado ingenuas para los profesionales de dichas áreas. Sin embargo, este es un libro escrito para el público en general, que seguramente agradecerá el hecho de no usar la jerga médica ni conceptos complicados. A pesar de mi falta de capacitación en las áreas mencionadas, es necesario que mis observaciones acerca de este síndrome doloroso y de sus causas sean tomadas en cuenta por los profesionales de la psicología. Estamos hablando del territorio casi inexplorado que se encuentra entre lo físico y lo puramente mental y emocional. Existe una relación sólida e importante que, por desgracia, la ciencia médica contemporánea (salvo notables excepciones) no está dispuesta a explorar. La razón de esa actitud se explica en el capítulo 7, «Mente y cuerpo». Mi experiencia en el diagnóstico y el tratamiento del SMT arroja alguna luz acerca de lo que sucede en ese misterioso ámbito en el que se une lo emocional con lo físico.

Explico juntas la ira y la ansiedad debido a que, en mi opinión, están estrechamente relacionadas y son los principales sentimientos reprimidos que provocan el SMT y otros trastornos semejantes.

Desde que comencé a trabajar con este trastorno, me resultó obvio que la mayoría de los pacientes tenía las características de personalidad descritas líneas arriba. Aquellos que lo negaban, acababan admitiendo que tenían muchas preocupaciones emocionales, pero tendían a negarlas y a «no pensar en ellas».

Con este repertorio de rasgos de personalidad no fue difícil afirmar que la ansiedad era la responsable del SMT, dado que un individuo con esas características sufre de ansiedad respecto a la forma en que resultarán las cosas. La ansiedad es un fenómeno característicamente humano que se relaciona estrechamente con el miedo, aunque es mucho más complejo, debido a que se basa en una habilidad que los animales no poseen: la capacidad de anticipación. La ansiedad surge en respuesta a la percepción del peligro y es lógica a menos que la percepción no lo sea, lo cual ocurre con mucha frecuencia. Las personas ansiosas tienden a anticipar el peligro, generalmente cuando éste es insignificante o no existe en absoluto. Tal es la naturaleza del animal humano. Sin embargo, no solemos ser conscientes de esta ansiedad debido a que se genera en el inconsciente, a partir de sentimientos de los que no somos conscientes, y que mantenemos en esa parte de la mente mediante el conocido mecanismo de la *represión*. La naturaleza desagradable, vergonzosa y con frecuencia dolorosa de estos sentimientos y de la ansiedad que generan, nos provoca una fuerte necesidad de mantenerlos fuera del ámbito consciente, lo cual es el propósito de la represión. Como veremos más adelante, el objetivo del SMT es contribuir al proceso de la represión.

Narcisismo

En páginas anteriores he descrito el papel que cumple la baja autoestima. Junto a este sentimiento tan profundamente arraigado se encuentra otro de igual importancia conocido como *narcisismo*. Éste se refiere a la tendencia de algunas personas a amarse a sí mismas en exceso, es decir, a volverse enormemente egoístas. La evolución de la cultura estadounidense parece haber producido personas más orientadas hacia el «yo» que hacia el «nosotros». He oído decir que en muchas de las lenguas de los nativos americanos no existen los pronombres *yo* ni *mi*, debido a que los pueblos que les dieron origen tienen un poderoso sentido de la colectividad y una fuerte tendencia a sentirse parte de algo más grande que ellos mismos. En contraste, los estadounidenses actuales creen en el individualismo y admiran sobremanera a las personas que «trabajan solas». Sin embargo, el otro lado de la moneda es que el individuo puede acabar centrándose demasiado en sí mismo y, si no está motivado por ideales elevados, tiende a volverse avaro y codicioso. Es impresionante e ilustrativo observar cómo muchos miembros respetados del ámbito gubernamental o de los negocios se ven involucrados en actos delictivos, pero ello deja de sorprender si nos damos cuenta de que ese hecho es una extensión lógica de las tendencias narcisistas contemporáneas.

Ira

Todos los seres humanos tenemos cierto grado de narcisismo. Cuando éste es demasiado fuerte, quien lo sufre puede tener problemas debido a que se irrita fácilmente, y con frecuencia le resulta frustrante estar en contacto con gente que no cumple sus órdenes o lo hace mal. El resultado de todo esto es la ira, y si la persona es muy narcisista, es posible que esté irritada todo el tiempo sin darse cuenta nunca, ya que la ira, como la ansiedad, ha sido reprimida. Todo está en el inconsciente.

Aquí tenemos una aparente paradoja. Por una parte, tenemos una baja autoestima, pero nuestro narcisismo nos lleva a comportarnos emocionalmente como soberanos reinantes. Es la historia del príncipe y el mendigo: ambos son la misma persona. Estos sentimientos diametralmente opuestos son los lados de una misma moneda, aunque pueda parecernos extraño que puedan existir simultáneamente.

Esto es muy característico de la mente humana. Ésta parece ser un almacén de sentimientos y tendencias generalmente opuestas, de las cuales solemos ser completamente inconscientes.

También nos enfadamos por otras razones. De hecho, cualquier cosa que (inconscientemente) nos provoque ansiedad, tenderá también a producirnos ira. Por ejemplo, usted trata de realizar un buen trabajo y espera que resulte bien (ansiedad), pero al mismo tiempo está resentido por los problemas que tiene que afrontar, por ejemplo las necesidades de los demás (ira).

Aunque la producción de ansiedad e ira suele estar relacionada con el trabajo, las relaciones personales son una fuente igualmente común de emociones reprimidas. La dinámica familiar suele producir serios problemas que pueden pasar desapercibidos dada su sutileza.

Una de mis pacientes era una dama de casi cincuenta años de edad que había tenido una adolescencia protegida, se había casado siendo muy joven y, siguiendo los dictados de su cultura, a partir de entonces se había dedicado exclusivamente a su hogar y su familia. Había hecho un buen trabajo debido a que era una mujer inteligente, competente y compasiva. Sin embargo, llegó un momento en el que comenzó a resentirse por el hecho de que no se le hubiese permitido ir a la escuela siendo niña, por lo que no sabía leer ni escribir, no podía conducir un automóvil y le habían sido negadas muchas experiencias debido a que las necesidades de su familia dominaban su vida. La paciente no era en absoluto consciente de la existencia de este resentimiento y, como consecuencia, contrajo un prolongado e incapacitante dolor de espalda, que la llevó a recurrir infructuosamente a la cirugía. Cuando acudió a consultarme, sufría un dolor constante y era casi completamente incapaz de actuar. El programa de educación y la psicoterapia la ayudaron a adquirir consciencia de esos sentimientos reprimidos y su dolor desapareció gradualmente.

El proceso la afectó psicológicamente, pues ahora debía afrontar la desaprobación de su familia y de sus amistades, así como sus actitudes profundamente arraigadas. La paciente experimentaba un gran conflicto y ahora sufría emocionalmente. Sin embargo, todo ello era soportable y preferible al dolor físico, del cual había sido una víctima indefensa.

Un importante generador de ira y resentimiento, del cual usualmente no somos conscientes, es nuestro sentido de responsabilidad hacia las personas cercanas a nosotros, como nuestros padres, nuestro cónyuge e hijos. A pesar de que los amamos, pueden abrumarnos de muchas maneras, lo que nos hace volver la ira resultante hacia nuestro interior. ¿Cómo podemos enfurecernos con nuestros ancianos padres o con nuestro bebé?

El siguiente es un buen ejemplo: Un hombre de alrededor de cuarenta años de edad fue a visitar a sus padres que vivían en otra ciudad. Antes de que terminara el fin de semana, tuvo una recaída en su dolor de espalda, la primera desde que concluyó con éxito el programa terapéutico contra el SMT un año antes. Cuando le sugerí que la recaída significaba que algo le molestaba inconscientemente, dijo que el fin de semana había sido muy placentero. Sin embargo, confesó que su madre estaba delicada, que él había pasado la mayor parte del tiempo atendiendo a las necesidades de ella y que ambos padres le preocupaban. Para empeorar las cosas, para llegar a donde ellos vivían, era necesario tomar un avión. Sin embargo, el paciente era un buen hombre y sus padres no podían evitar volverse viejos. Por tanto, su *molestia* (ira, resentimiento) *natural* (intrínseca, inconsciente, de origen narcisista) estaba completamente reprimida y, por razones que a continuación explicaremos, dio pie a la recaída.

Veamos ahora el caso del joven padre cuyo primogénito pasa despierto la mayor parte de la noche. Esto no sólo le hace dormir menos, sino que su esposa también está muy apegada al bebé durante todo el día. El hombre debe dormitar en su tiempo libre, la vida social de ambos se ha reducido considerablemente y lo que fue una larga luna de miel antes de la llegada del bebé, ahora es un suplicio. El paciente adquirió el dolor de espalda porque está furioso con el bebé (¡qué ridículo!) y con su esposa porque no puede satisfacer sus necesidades físicas y emocionales como lo hacía antes (¡absurdo!) Y para empeorar las cosas, ahora él ha pasado a ser niñera y cocinera a tiempo parcial. Sin embargo, no es consciente de estos sentimientos. Están profundamente enterrados en su inconsciente, y para asegurarse de que sigan ahí, este hombre ha contraído el dolor de espalda o SMT.

Un gran número de psicólogos y médicos daría una interpretación diferente a la difícil situación de este joven padre. Estos profesionales afirmarían que su dolor de espalda se debe a que tiene que llevar al bebé en brazos y a que no ha dormido lo suficiente, y que el dolor es intenso porque le proporciona una muy buena excusa para no participar en el cuidado del niño. Desde luego, afirmarán, todo esto es subconsciente.

Esta es la llamada teoría de la ganancia secundaria del dolor crónico. El problema de esta teoría es que presupone la existencia de una causa estructural para el dolor, lo cual generalmente es insostenible (el hombre de nuestro caso había sido jugador de fútbol en la universidad) y, en segundo lugar, da preeminencia a un sentimiento secundario o inexistente, es decir, que la persona obtiene cierto beneficio del dolor. Sin embargo, los psicólogos conductistas aceptan esta teoría debido a que es sencilla y a que todo lo que tiene que hacerse es recompensar la «conducta no dolorosa» y castigar la opuesta. No tienen que tratar con sentimientos inconscientes confusos, como la ansiedad y la ira. Hace años, antes de iniciar mis investigaciones acerca del SMT, probé este enfoque y lo encontré particularmente ineficaz. Era de esperarse, ya que se basa en un diagnóstico incorrecto.

Todas las relaciones familiares tienen una carga emocional. Este es uno de los primeros factores que deben tenerse en cuenta cuando una persona tiene un ataque de SMT que parece surgir de la nada. La combinación de preocupación y amor verdadero por el miembro de la familia, y el resentimiento interno debido a los trabajos y responsabilidades asociadas con la relación, constituyen un generador de conflictos profundos, que son la causa del SMT.

El siguiente es un caso común que permite hacer algunos interesantes comentarios acerca de la historia natural del SMT. El paciente era un varón casado de 39 años de edad, que dirigía un negocio familiar iniciado por su padre. El paciente me indicó que su padre aún participaba en el negocio, pero que se había vuelto un estorbo más que una ayuda. Admitió estar en conflicto con su padre debido a ese hecho y sentirse culpable por todo el asunto. El síndrome doloroso se había iniciado aproximadamente dos años y medio antes. Cuatro meses después del inicio del trastorno, el paciente leyó mi primer libro, pensando que se trataba de una serie de disparates. Decidió probar el sistema médico convencional, resuelto a librarse del dolor. Dijo haber consultado a muchos médicos y haber probado prácticamente cualquier tratamiento disponible, todo ello sin éxito. Dos años más tarde, aún sentía el dolor, se había obsesionado con él y éste le había provocado grandes limitaciones físicas. Temía realizar cualquier actividad física y ni siquiera podía agacharse. En esa época releyó el libro y afirmó con incredulidad que ahora le «había producido un efecto totalmente distinto». Decía haberse visto reflejado en cada página. Su explicación es que debía pasar por todas las pruebas y por todos los médicos antes de estar listo para aceptar que su dolor tenía una base psicológica.

No hace falta decir que se desempeñó muy bien en el programa y que pronto se liberó del dolor. En las consultas, descubrí que era una persona tan perceptiva y tan armonizada psicológicamente, que me costaba trabajo imaginarla rechazando el diagnóstico. Esto fue una lección para mí: una de las desafortunadas realidades de trabajar con un trastorno como el SMT es que la mayoría de los pacientes rechaza la idea hasta que están desesperados por encontrar una solución.

La razón del síndrome doloroso, es decir, el conflicto de este hombre con su padre, era muy clara.

El siguiente es otro buen ejemplo de la función de la dinámica familiar en la producción de los síntomas. Una mujer, que había sido tratada exitosamente contra el dolor de la parte baja de la espalda dos años antes, me llamó un día diciéndome que había contraído un dolor en el cuello, el hombro y el brazo, pero que estaba segura de que se debía a una situación psicológicamente dolorosa que tenía que ver con su esposo y una hijastra adolescente. La alenté para que se sometiera al tratamiento formal, pero la situación no se resolvía y el dolor se volvía cada vez más intenso. La paciente perdió una parte considerable de su capacidad de movimiento en ambos hombros, lo cual es una consecuencia usual del SMT de cuello y hombros. Un buen día se decidió a enfrentar el problema directamente y le hizo frente a su esposo. El resultado fue una solución sorprendentemente fácil, la cual acabó con toda la situación. Con la resolución de sus problemas personales, el dolor desapareció. Indudablemente, esta paciente albergaba un gran resentimiento cuya permanencia hacía persistir al dolor. En el capítulo dedicado al tratamiento hablaré más acerca de las formas en que hacemos frente a este tipo de situaciones; no obstante, este caso ilustra claramente la relación entre la ira reprimida y el SMT.

Uno de los mayores generadores de conflicto en el inconsciente es la batalla entre los sentimientos y las necesidades derivadas de los impulsos narcisistas descritos en páginas anteriores, y otra parte muy real de la mente, la cual se ocupa de lo que es apropiado, razonable y maduro o, si asume una postura más exigente, de lo que debemos hacer. La conocida psicoanalista, escritora y maestra Karen Horney describió lo que ella llama «la tiranía del deber», que puede llegar a dominar la vida de muchas personas. Muchos pacientes describen detalladamente cómo sus vidas están gobernadas por estos imperativos de la conducta. Tras negar que fuese compulsiva o perfeccionista, una mujer me dijo que provenía de una familia que se enorgullecía de su fortaleza de carácter y de su rigidez e inflexibilidad. Era evidente que había otras partes de su personalidad que eran más suaves y flexibles, por lo que su conflicto inconsciente debió ser considerable.

En ocasiones, la presión para actuar de cierta forma proviene de la propia cultura. Recuerdo a una mujer sumamente atractiva que formaba parte de un grupo religioso que creía en las familias muy numerosas, en las que lo usual era tener seis u ocho hijos. A pesar de que admitía que su dolor se debía a la «tensión», el mismo persistía y la paciente no podía entender por qué. Le sugerí que quizás estuviese resentida debido al trabajo y la responsabilidad asociados con una familia tan numerosa. La paciente lo negó durante mucho tiempo, insistiendo en que no sentía tal resentimiento. El dolor persistía y en ocasiones se agravaba. Le indiqué que quizás no era consciente de ese sentimiento debido a que éste era inconsciente y estaba reprimido. Su perseverancia, aunada a la mía, rindió buenos frutos. La paciente comenzó a darse cuenta de su resentimiento profundamente reprimido y finalmente obtuvo un alivio notable de sus síntomas.

Cuanto más trabajo con el SMT, más me sorprende la función de la ira en él. Todos hemos aprendido a reprimirla tan plenamente que en muchas situaciones ignoramos completamente su existencia. De hecho, he comenzado a preguntarme si la ira no será más fundamental para el desarrollo de los síntomas que la ansiedad y, de hecho, me pregunto también si esta última no será una reacción ante la ira reprimida.

El siguiente caso me impresionó profundamente. El paciente tenía alrededor de cuarenta y cinco años y, entre otras cosas, tenía antecedentes de ataques de pánico ocasionales. Estos ataques son una manifestación aguda de la ansiedad. Tras examinarlo y determinar que padecía de SMT, hablamos acerca de los factores psicológicos del trastorno y le dije que había empezado a sospechar que la ira era más importante que la ansiedad. Él me dijo que le había sucedido algo que apoyaba esa suposición. Se había enfurecido profundamente con otra persona y había estado a punto de iniciar un altercado cuando decidió que eso no era lo apropiado y que lo mejor era que se tragara su ira. ¡Pocos instantes después sufrió un ataque de pánico! Es probable que el paciente estuviese más que furioso, y la necesidad de reprimir ese sentimiento consciente e inconscientemente, exigía algún tipo de reacción. De ahí el ataque de pánico. Como veremos más adelante, esta es precisamente la situación que provoca el SMT y otras reacciones físicas. Pero antes estudiemos el fenómeno de la represión. ¿De dónde proviene?

La represión

Recuerdo que cierta vez una madre me contó orgullosamente cómo había logrado que su bebé de 15 meses de edad dejara de hacer rabietas. Su «sabio» médico familiar le aconsejó que echara un poco de agua fría en la cara del niño cuando comenzara a hacer una rabieta. El método funcionó maravillosamente: el niño nunca hizo otra rabieta. Aprendió la técnica de la represión a la tierna edad de quince meses. Fue programado para reprimir su ira debido a que ésta le producía consecuencias muy desagradables, y tendría que cargar con ese dudoso talento durante toda su vida. Cuando se enfrente a la multitud de cosas que suceden a diario y que producen frustración, molestias y en ocasiones furia, el chico absorberá toda su ira y cuando ésta se acumule, presentará SMT o alguna otra reacción en respuesta a ella.

El caso anterior señala uno de los orígenes de la necesidad de represión: la inocente influencia de los padres. Esta puede ser la razón más común para aprender a reprimir. Al intentar hacer que sus hijos sean buenas personas, los padres pueden propiciar inadvertidamente el surgimiento de dificultades psicológicas en las siguientes etapas de la vida.

Si lo pensamos, existen muchas razones por las que reprimimos la ira y todas ellas son lógicas y principalmente inconscientes. Todos deseamos gustar o que nos amen; a nadie le gusta la desaprobación, y por ello, reprimimos la conducta desagradable. Quizás nos cueste admitirlo, pero inconscientemente tememos las represalias. Las exigencias culturales de la familia y la sociedad nos motivan a esconder la ira. Esto se arraiga profundamente desde la infancia. Nos damos cuenta inconscientemente de que la ira suele ser inapropiada y que es provocada por factores que no deberían hacernos sentir furiosos, por lo que la reprimimos. Instintivamente sabemos que la ira nos rebaja y cuando nos enfurecemos nos sentimos fuera de control. Esto es algo difícil de soportar para las personas con una personalidad proclive al SMT. Todo ello es inconsciente, por lo que no nos damos cuenta de nuestra necesidad de reprimir la ira. En lugar de ello, experimentamos un síntoma físico, sea el SMT o un trastorno gastrointestinal, por ejemplo.

Esto me ocurre a mí con frecuencia. He aprendido que mi acidez significa que estoy furioso por alguna razón y que no soy consciente de ello, así que trato de averiguar cuál es la causa. Cuando encuentro la respuesta, la acidez desaparece. Es muy notable lo profundamente enterrada que suele estar la ira. En mi caso, generalmente se trata de algo que me molesta, pero que no tengo idea de cuánto me ha enfurecido. En ocasiones es algo con tal carga emocional que no consigo encontrar la respuesta sino hasta mucho tiempo después.

Tras diecisiete años de trabajar con el SMT, veo claro que, al menos en nuestra cultura, todos generamos ansiedad e ira y que, en cualquier ámbito cultural, los seres humanos reprimimos las emociones potencialmente problemáticas. Dicho de otra forma, las circunstancias psicológicas que producen reacciones psicosomáticas como el SMT, las úlceras estomacales y la colitis son universales y sólo varían en cuanto a su intensidad. Llamamos neuróticas a las más severas y que producen síntomas más intensos, pero de hecho todos somos neuróticos en cierta medida, lo que hace que el término deje de ser útil.

Los conceptos de represión e inconsciente están estrechamente relacionados. Freud fue el primero en estudiarlos partiendo de una base científica y sólida. Peter Gay, en su excelente biografía de Freud titulada *Freud: A Life for Our Time* (*Freud: una vida de nuestro tiempo*, Nueva

York; Norton, 1988) expone, en la página 28, una excelente metáfora del inconsciente: «El inconsciente es como una prisión de máxima seguridad que alberga a criminales antisociales que languidecen desde hace años o que acaban de ingresar, maltratados y estrechamente vigilados, pero apenas mantenidos bajo control y *en un permanente intento por escapar»* (las cursivas son mías).

Los fenómenos emocionales descritos en este capítulo son esos «criminales antisociales» del inconsciente. Al parecer, poseemos un mecanismo integrado para evitar aquello que es emocionalmente desagradable, y que provoca la represión. Pero también parece haber una fuerza igualmente poderosa en la mente que trabaja para hacer conscientes esos sentimientos que están «en un permanente intento por escapar» y esa es la razón de los refuerzos o, dicho en el lenguaje de los psicoanalistas, de los *mecanismos de defensa.*

Hace poco tiempo atendí a una mujer que me contó una interesante historia. Tras examinarla, informarle que padecía SMT y explicarle qué significaba esto, me dijo que el dolor había comenzado después de invitar a una de sus hermanas mayores a un viaje por Europa, de cuyos gastos la paciente se había hecho cargo. Comenzó a preocuparse porque su hermana lo pasara bien, sintiéndose responsable de que así fuera, y a experimentar ira y resentimiento por sentirse de esa manera. Además afirmó haber comenzado a soñar con su hermana y con su madre, y a recordar su resentimiento juvenil contra ellas, basándose en la idea (sin duda injustificada) de que «se habían confabulado en su contra» y de que había quedado excluida de la estrecha relación que había entre ambas. Todo esto se agravaba por el hecho de que sentía que su padre, con quien había establecido una relación muy cercana, la había abandonado. El hombre había muerto cuando ella tenía once años.

Este es el tipo de situaciones que suelen provocar el SMT: ansiedad, ira y resentimiento, cuyos orígenes se pueden remontar a la infancia. Me pareció muy interesante que la paciente de este caso me hubiese revelado todo ese material psicológico tan importante con tan sólo una sugerencia mía.

La universalidad de estos fenómenos psicológicos se apoya en el hecho bien sabido de que en los Estados Unidos más del 80% de la población tiene antecedentes de estos síndromes dolorosos y de que la frecuencia de los mismos se ha incrementado geométricamente en los últimos treinta años. Los síndromes que producen dolor en la espalda y el cuello son la principal causa de abstencionismo laboral en este país. Se estima que se gastan anualmente alrededor de 56 mil millones de dólares debido a los estragos producidos por estos trastornos. Esta epidemia virtual de síndromes dolorosos sólo puede explicarse adecuadamente con base en un proceso psicosomático universal.

DEFENSAS FÍSICAS CONTRA LAS EMOCIONES REPRIMIDAS

Durante muchos años tuve la impresión de que el SMT era una especie de expresión o descarga de las emociones reprimidas descritas en los apartados anteriores. De hecho, eso es lo que sugerí en la primera edición de este libro. Desde el inicio de la década de 1970 he sabido que estos síndromes dolorosos tan comunes se deben a las emociones reprimidas. El 88% de un numeroso grupo de pacientes con SMT tenía antecedentes de padecimientos relacionados con la tensión, como úlceras estomacales, colitis, dolor de cabeza provocado por la tensión y migraña. Pero la idea del SMT como manifestación física de la tensión nerviosa me resultaba un tanto insatisfactoria e incompleta. Lo más importante era que no explicaba el hecho de que cuando el paciente se daba cuenta de la función que el dolor cumple en el proceso psicológico, el dolor cesaba, es decir, el paciente se «curaba».

Fue un colega psicoanalista, el Dr. Stanley Coen, quien sugirió, mientras trabajábamos en la elaboración de un artículo conjunto, que la función del síndrome doloroso no consistía en expresar las emociones escondidas, sino en evitar que se volvieran conscientes. A esto, explicó, se le llama *mecanismo de defensa*. En otras palabras, el dolor provocado por el SMT (o el malestar debido a una úlcera péptica, a la colitis, al dolor de cabeza provocado por tensión o el terror a sufrir un ataque de asma) surge para desviar la atención del paciente de lo que sucede en el ámbito emocional. Su propósito es dirigir esa atención hacia el cuerpo, desviándola de la mente. Es una respuesta a la necesidad de evitar que esos sentimientos antisociales, crueles, pueriles, furibundos y egoístas (es decir, los prisioneros) se vuelvan conscientes. De ello se deduce que, lejos de ser un trastorno físico en el sentido usual, en realidad el SMT forma parte de un proceso psicológico.

Los mecanismos de defensa contra las emociones reprimidas desvían nuestra atención hacia algo distinto de las emociones que mantenemos ocultas en el inconsciente. Los pacientes tienen diferentes metáforas para describir este proceso: que la defensa actúa como un camuflaje, que es una distracción o un desvío. Para tener éxito, debe ocupar nuestra atención y funciona aún mejor si estamos totalmente preocupados u obsesionados con aquello que nos distrae. A eso se debe que los mecanismos de defensa de carácter físico sean tan eficientes, pues tienen la capacidad de atraer toda nuestra atención, en particular si son dolorosos, producen miedo o nos incapacitan. Esto es exactamente lo que sucede con el SMT.

Los síndromes comunes que producen dolor en la espalda, el cuello y los hombros han alcanzado proporciones epidémicas en los Estados Unidos (y en prácticamente todo el mundo desarrollado) durante los últimos treinta años debido a que han sido la defensa más utilizada contra las emociones reprimidas descritas en páginas anteriores. La característica principal de un buen camuflaje consiste en que éste no sea reconocido por lo que es y que nadie se dé cuenta de que oculta algo. Prácticamente nadie que sufra de estos síndromes piensa que tienen que ver con factores emocionales. Por el contrario, casi todos creen que se deben a una lesión o a diversas anomalías congénitas y degenerativas de la columna vertebral. Existe otro tipo de trastornos que forma parte del repertorio del SMT y que, según se cree, se deben a enfermedades del tejido blando (fibromialgia, fibrositis y miofascitis, entre otras), pero también son atribuidos a lesiones, incompetencia muscular, etcétera, lo que las convierte en el camuflaje perfecto. Mientras la atención de la persona permanezca centrada en el síndrome, no hay peligro de que las emociones se manifiesten.

He observado frecuentemente que cuanto más dolorosa es la emoción reprimida, más severo es el dolor producido por el SMT. El paciente que alberga una enorme ira debida, por ejemplo, a abusos sufridos en su infancia, usualmente padece un dolor severo e incapacitante, el cual desaparece sólo cuando la persona tiene la oportunidad de expresar la terrible y enconada furia que se ha alojado en su inconsciente durante años. Este es otro ejemplo del potencial de la ira para desencadenar el dolor del SMT.

EQUIVALENTES DEL SMT

Como hemos indicado, existen otros trastornos físicos que pueden servir al mismo propósito que el SMT. A continuación presento una lista de los más comunes:

Estados preulcerosos	Dolor de cabeza debido a la tensión
Úlcera péptica	Migraña
Hernia hiatal	Eccema
Colon espástico	Psoriasis
Síndrome del colon irritable	Acné, urticaria
Fiebre del heno	Mareos
Asma	Zumbidos en los oídos
Prostatitis	Polaquiuria (micción frecuente)

Todos estos trastornos deben ser tratados por un médico general. Si bien pueden servir a un propósito psicológico, deben ser estudiados y tratados médicamente. Con un poco de suerte, el paciente recibirá también algo de asesoría.

Cada uno de estos padecimientos físicos contribuye igualmente a la represión. Cuanto más sean catalogados como «enteramente físicos» por los médicos, más contribuyen al mecanismo de defensa, lo que significa la prolongación del dolor, úlcera, jaqueca o cualquiera que sea el malestar. La defensa continuará mientras sea eficaz.

A diferencia de los psicológicos, los mecanismos de defensa físicos contra las emociones reprimidas son sin duda los más comunes debido a que cumplen su misión con éxito. También son muy efectivos, ya que el paciente puede intercambiarlos. Por ejemplo, se han descubierto medicamentos extraordinarios para contrarrestar los trastornos producidos por la úlcera péptica. Como resultado, la mente simplemente escoge otro padecimiento físico.

Un hombre de alrededor de cuarenta y cinco años de edad me contó que diez años antes había empezado a tener problemas en la parte baja de su espalda. Muchos años más tarde, dichos problemas fueron resueltos mediante la cirugía. Pocos meses después de la operación, comenzó a tener problemas relacionados con una úlcera péptica, los cuales se prolongaron durante casi dos años. El médico que lo atendía probó varios medicamentos, pero el hombre simplemente no podía librarse de la úlcera. Finalmente, ésta desapareció y poco después, el paciente comenzó a sufrir dolor en el cuello y en los hombros. Este dolor lo había estado molestando durante casi dos años, por lo que acudió a consultarme.

Ni la cirugía ni el tratamiento para la úlcera aliviaron el problema fundamental, sino que simplemente actuaron como placebos e hicieron que los síntomas físicos cambiasen de lugar.

El caso de la úlcera péptica

El caso de la úlcera es interesante. En los últimos veinte o treinta años ha disminuido la frecuencia de este padecimiento en los Estados Unidos y en Canadá. Esto se debe en parte a la creación de medicamentos efectivos para su tratamiento.

No obstante, el columnista Russell Baker propuso una mejor explicación en una de sus columnas dominicales del *New York Times Magazine* (16 de agosto de 1981) titulada *Where Have All the Ulcers Gone?* (*¿Dónde se han ido todas las úlceras?*). El señor Baker señala que, al parecer, la gente tiene menos úlceras. Este articulo me hizo suponer que, dado que todo el mundo, profanos y médicos por igual, se ha dado cuenta de que las úlceras implican tensión, éstas han dejado de servir para ocultarla, por lo que hay menos personas que las padecen. ¿Será esta la razón por la que los dolores de cuello, hombros y espalda se han vuelto tan comunes en estos últimos años? ¿Será que esas partes del cuerpo son mejores escondites para la tensión que el estómago?

MENTE Y CUERPO

Tengo la impresión de que prácticamente cualquier órgano o sistema de nuestro cuerpo puede ser usado por la mente como una defensa contra las emociones reprimidas, produciendo trastornos del sistema inmunológico como la fiebre del heno, o infecciones respiratorias o genitourinarias frecuentes. Conozco a un investigador en urología que afirma que el 90% de los casos de prostatitis que atiende se deben a la tensión. Tengo un paciente que sufre de sequedad constante en la boca, resultado de la constricción de sus conductos salivales debida a la tensión. La laringitis puede ser de origen emocional; los oftalmólogos afirman que las dificultades visuales inducidas por tensión son muy comunes, etc. Vale la pena repetir que todos los síntomas deben ser

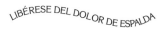
examinados detalladamente para descartar la posibilidad de que se deban a procesos estructurales, infecciosos o neoplásticos. Este tema se analiza con mayor detalle en el capítulo dedicado a la mente y el cuerpo.

Si bien es una buena idea descartar la posible existencia de los llamados trastornos orgánicos, es necesario que el diagnóstico de los padecimientos psicosomáticos se realice de manera positiva y no por exclusión. Un diagnóstico por exclusión no es un diagnóstico. Es como decir: «Como no sé qué es esto, probablemente sea causado por la tensión». En lugar de ello, el médico debe decir: «Ahora que he descartado la posibilidad de que se trate de un tumor o de cáncer, puedo actuar con confianza dado que el padecimiento físico que estoy atendiendo posee todos los signos y síntomas de un proceso inducido emocionalmente». Sin embargo, esto se hace pocas veces, debido a que la mayoría de los médicos no reconoce el trastorno como psicosomático, o si lo hace, se limita a tratar los síntomas del mismo, como si éste fuese de origen orgánico.

La función del miedo en el SMT

La severidad del SMT se mide no sólo por la intensidad del dolor, sino también por el grado de discapacidad física que provoca. ¿Qué cosas teme o no puede hacer la persona? La discapacidad puede ser más importante que el dolor pues define la capacidad del individuo para desarrollar sus funciones en el ámbito personal, profesional, social y deportivo.

A la larga, el miedo y la preocupación por las restricciones físicas se convierten en defensas psicológicas más efectivas que el dolor mismo. Un fuerte ataque de dolor desaparece en pocos días, pero si la persona teme realizar ciertas cosas por miedo a provocarse otro ataque, o porque ha descubierto que la actividad invariablemente le produce dolor, aun si no es un ataque agudo, entonces su preocupación por el cuerpo será continua y el mecanismo de defensa actuará todo el tiempo. Para la mayoría de mis pacientes, éste es el factor más importante.

He atendido a pacientes que afirman que no sufren ninguna restricción física y que el dolor es el único problema. Sin embargo, estos pacientes son raros; la mayoría de ellos teme a la actividad física, lo que tiende a perpetuar el problema provocando más ansiedad y, con frecuencia, depresión. Lo que resulta es una verdadera *fisicofobia*, es decir, un miedo a la actividad física.

El grado de preocupación por los síntomas es un buen indicador de la gravedad del problema. Muchos pacientes afirman que el síndrome domina sus vidas, mientras que otros están claramente obsesionados con él. El padecimiento es lo primero en lo que piensan al despertar y lo último que perciben antes de dormir.

Una joven a quien atendí me dijo un día que la aterrorizaba el dolor físico. Sin embargo, tras conversar con ella, me resultó evidente que lo que la aterrorizaba eran ciertos factores emocionales y que el síndrome doloroso le había permitido eludirlos.

De acuerdo con mi experiencia, la severidad global del síndrome doloroso, incluidos sus componentes obsesivos, es un buen indicador para evaluar la importancia del estado emocional subyacente del enfermo. Por importancia entiendo la cantidad de ira y ansiedad acumuladas, y la severidad de los traumas de los primeros años de la vida que han contribuido al estado psicológico actual de la persona. Los pacientes que sufrieron abusos siendo niños, sean éstos de carácter emocional, físico y especialmente sexual, tienden a albergar enormes cantidades de ansiedad e ira. Esta es una de las primeras cosas en las que pienso cuando atiendo a algún paciente cuyo caso de SMT es particularmente severo. Los síntomas físicos son los medios por los cuales la persona se mantiene fuera de contacto con ciertos sentimientos terribles, espantosos y profundamente enterrados. Esto no es una exageración. Tales personas tienen mucho miedo y probablemente una enorme ira enconándose en sus mentes, pero no se atreven a reconocerlo. Estos pacientes dirán que comprenden por qué el dolor persiste, dado que cuando comienzan a acercarse a los sentimientos ocultos, el miedo los paraliza y no pueden dar un paso más. Estas personas invariablemente necesitan recibir psicoterapia como parte de su programa de tratamiento.

Por otra parte, en la gran mayoría (95%) de las personas con SMT, el nivel de ansiedad y las razones que la provocan son mucho más leves. Son personas que no experimentan ninguna reacción emocional cuando el dolor desaparece. Estos casos dan la impresión de que la mente ha producido una reacción excesiva ante la ira y la ansiedad, y que tal mecanismo de defensa era innecesario.

Lo descrito hasta este momento se presenta en todos los ámbitos de nuestra cultura; lo único que varía es el grado de represión de las emociones. Y en nuestra cultura, la naturaleza ha creado un mecanismo con el que podemos evitar ser conscientes de esos sentimientos negativos: los síntomas físicos.

Por fortuna, existe una forma de detener lo que, para la mayoría de nosotros es claramente una reacción de inadaptación. La lógica nos indica que el cerebro está reaccionando de manera pueril. Sin embargo, mi trabajo con el SMT ha demostrado que el cerebro posee otros atributos y que puede revertir el proceso que produce los síntomas físicos.

El miedo es penetrante. Cualquier cosa que incremente la ansiedad puede aumentar la severidad de los síntomas. Una de mis pacientes me indicó que cuando salió de la consulta con su médico, se encontraba en un estado de choque emocional, pues éste le había informado que sufría un proceso degenerativo en la parte baja de su columna. La paciente me dijo que casi se desmayó en la acera y que el dolor empeoró a partir de dicha consulta.

Un joven de alrededor de veinte años de edad, con la forma física de un jugador de fútbol, me dijo que él era el elemento fuerte del negocio familiar. Cierto día, decidió acompañar a su padre a ver un especialista en trastornos de la espalda debido a que había experimentado un dolor leve en esa parte mientras se cepillaba los dientes. Se le hizo una radiografía y se le informó que tenía mal alineada la parte baja de la columna. A partir de ese momento, su dolor, que en un principio era leve, empeoró. Como el dolor persistía, se le aconsejó que consultara a un especialista. Se le practicó una tomografía informatizada, la cual mostró una hernia discal. Se le indicó que su problema era grave y que no debía levantar objetos pesados, que nunca volviese a jugar al baloncesto (que era una de sus pasiones) y que, en general, fuese muy cuidadoso. El paciente quedó devastado. Aunque había comenzado sufriendo un dolor leve, ahora padecía a diario un fuerte dolor que lo limitaba enormemente en su vida y en su trabajo. Los diagnósticos estructurales y sus implicaciones lo habían incapacitado. Ahora creía que su espalda sufría un trastorno grave y que nunca más volvería a levantar ningún objeto pesado ni a practicar ningún deporte. Cuando lo atendí en mi consulta, estaba profundamente deprimido.

Por fortuna, este paciente padecía SMT y respondió positivamente al tratamiento, por lo que pudo volver a llevar nuevamente una vida normal (incluida la práctica del baloncesto).

Muchos de los factores asociados con el dolor de espalda provocan miedo. Los estadounidenses están convencidos de que la espalda es una estructura frágil y delicada que se lesiona fácilmente y que siempre es vulnerable. Existen docenas de recomendaciones y prohibiciones: no se agache, no levante cosas pesadas, alce los objetos con la espalda recta, no se siente en una silla suave ni en un sofá, no nade de «crawl» ni de pecho, no use tacones altos, no arquee la espalda (que es lo que sucede al nadar de «crawl», de pecho y al usar tacones altos), duerma sobre un colchón rígido, no corra, no practique ningún deporte vigoroso, y así *ad nauseam*. Un numeroso grupo de personas, formado por todos los pacientes a quienes he tratado con éxito (y que suman ya varios cientos), ha demostrado que estas indicaciones no son válidas. Lo único que hacen es contribuir a perpetuar el síndrome doloroso y a convertir la vida en un infierno.

Los pacientes temen a los ataques recurrentes. Cualquiera que haya padecido un ataque severo de dolor de espalda no puede evitar vivir temiendo el siguiente. Irónicamente, al aumentar la ansiedad, este miedo casi garantiza que tarde o temprano se producirá un nuevo ataque.

La ansiedad y la ira aumentan con la idea de que somos malos padres, cónyuges, compañeros sexuales, trabajadores, amas de casa o cualquiera que sea nuestra función en la vida. Los pacientes que sufren este síndrome no pueden ir al cine, al teatro o a un concierto porque son incapaces de permanecer sentados durante mucho tiempo. Y su infortunio es doble si trabajan en su propio negocio.

La triste realidad es que el paciente con dolor de espalda es prisionero del miedo generalizado, que es el principal culpable de este síndrome doloroso.

Afrontamiento

He escuchado decir que el dolor inducido por estrés se presenta porque quienes lo padecen son incapaces de hacer frente a sus problemas. En realidad ocurre lo contrario: tales personas sufren de SMT porque afrontan demasiado bien sus dificultades. Este proceso nos exige reprimir las emociones que puedan interferir con lo que tratemos de hacer, sin importar lo que sea, y el SMT existe para mantener esas emociones bajo control.

Un hombre de negocios muy poderoso a quien atendí recientemente me dijo que nunca podía decir no a familiares o amigos que le pedían algo, ya que para él, negarse era como darse por vencido. Decir que sí y hacer lo que se le pedía era como un triunfo, sin importar su costo emocional. Este hombre es un «afrontador» por excelencia y un candidato perfecto para el SMT. Este caso ilustra algunas de las otras características de la personalidad propensa al SMT: la necesidad de ser amado, admirado, respetado; el impulso de alcanzar logros y la intensa competitividad. Pagamos un precio por afrontar nuestros problemas: somos grandiosos en el exterior, pero por dentro sufrimos.

El rechazo al diagnóstico

Por desgracia, la mayoría de las personas rechazaría el diagnóstico de SMT si le fuese presentado. Esto no es de sorprender, ya que en nuestra sociedad existen muchos prejuicios relacionados con todo lo que tenga que ver con los problemas psicológicos y la psicoterapia. No importa que la gran mayoría de esos «problemas» sean leves ni que millones de personas se sometan anualmente a psicoterapia. Las dificultades emocionales parecen encajar en la misma categoría que los prejuicios raciales o religiosos.

A juzgar por la política existente con relación a los candidatos a ocupar puestos públicos, los sucesos ocurridos en años recientes sugieren que la sociedad ha avanzado más en la superación de sus fobias raciales o religiosas que en las relacionadas con la psicología. Los estadounidenses elegimos a John Kennedy, pero a partir de los procesos electorales de años recientes, hemos aprendido que cualquier antecedente de padecimientos psicológicos, sin importar su magnitud, significa la ruina para cualquier político que aspire a ocupar un cargo público. Es una cruel paradoja, ya que la escena política contemporánea sugiere que muchos políticos se beneficiarían enormemente con la psicoterapia. En tales circunstancias, es muy difícil que un político admita que padece SMT.

De igual manera, la mayoría de los deportistas rechazarían el diagnóstico, pues los síndromes psicológicos son sinónimo de debilidad, y los deportistas deben mantener su imagen de fortaleza indomable. Sé que algunos de ellos han sido enviados a consultarme, pero nunca han acudido.

Por supuesto, el mismo prejuicio es bastante fuerte en el ámbito de la medicina. Los médicos prefieren tratar padecimientos físicos, pues se sienten inseguros cuando atienden a pacientes con síntomas emocionales. Su respuesta usual consiste en recetar medicamentos y esperar que el paciente se sienta mejor. Incluso en el área de la psiquiatría existe un amplio grupo de médicos que prefieren tratar a sus pacientes principalmente con fármacos. Y conozco a varios psiquiatras que han rechazado el concepto del SMT cuando se les ha sugerido que puede ser la causa de su propio dolor de espalda.

Por otra parte, las personas con síntomas físicos pocas veces se enfrentan con tales prejuicios. Los seguros médicos cubren los diagnósticos y los procedimientos terapéuticos más elaborados, pero la mayoría de ellos excluye o limita enormemente el pago de tratamientos psicoterapéuticos. Las compañías aseguradoras pagarán miles de dólares por el trasplante de algún órgano, pero asignan cantidades ridículas a la psicoterapia, que es un sistema capaz de mejorar la calidad de vida.

No es de sorprender que la mente cree estrategias para evitar la experiencia y la apariencia de las dificultades emocionales. Inconscientemente, preferimos tener una dolencia física que reconocer cualquier tipo de trastorno emocional.

Al hablar de esto con una de mis pacientes, me hizo una observación muy convincente, diciendo: «Si le pide a alguien que tenga paciencia con usted porque sufre una sobrecarga emocional, no espere una reacción compasiva de esa persona. Sin embargo, si le dice que sufre de algún problema físico, la persona se sensibilizará e inmediatamente y se volverá más solícita». Cuánta razón tiene. En nuestra cultura, es perfectamente aceptable tener un problema físico, pero la gente tiende a huir de todo aquello que tenga que ver con las emociones. Esta es otra de las razones por las que la mente elige una manifestación física, en lugar de una emocional, cuando se enfrenta a fenómenos emocionales desagradables.

¿EXISTE EL SMT EN TODO EL MUNDO?

De vez en cuando alguien me pregunta si en algún lugar del mundo existen personas que no padezcan de SMT. El Dr. Kirkaldy-Wallis, médico educado en Inglaterra que trabajó en Kenia durante veintidós años, nos da la respuesta. Este profesional informó en un congreso médico realizado en 1988 que el dolor de espalda es muy raro entre los nativos africanos, pero que es tan común entre los caucásicos y los asiáticos como lo es entre los habitantes de Estados Unidos y Canadá. El Dr. Kirkaldy-Wallis atribuyó este hecho en parte a las diferencias culturales existentes entre esos grupos, afirmando que los africanos no parecen generar ansiedad como lo hacemos nosotros. Me parece enteramente lógico.

NO HAY NADA NUEVO

Dado que los detalles de este trastorno comenzaron a revelarse hace muchos años, me resulta difícil creer que nadie se haya dado cuenta del problema. Una investigación bibliográfica reveló la existencia de un artículo en una edición de 1946 del *New England Journal of Medicine*, escrito por el Mayor Morgan Sargent, en el que se indica que muchos de los soldados de la Fuerza Aérea que regresaban del combate padecían dolor de espalda. El Dr. Sargent, que no era psiquiatra, informaba que el 96% de un numeroso grupo de soldados padecía dolor inducido psicológicamente y describió lo que claramente eran casos de SMT. El hecho de que el artículo del Dr. Sargent haya sido publicado es un signo de los tiempos. En la actualidad, probablemente hubiese sido rechazado por «poco científico». (En el capítulo 7 hablaré un poco más acerca del cambio de actitudes acerca de las interacciones cuerpo-mente).

LA SOLUCIÓN

En este momento el paciente dirá: «Está bien, me ha convencido. Entiendo por qué padezco este dolor. Ahora, ¿cómo demonios voy a cambiar mi personalidad, a resolver mis problemas (especialmente los insolubles, como mi madre que tiene noventa años de edad), a dejar de generar ira y ansiedad y a dejar de reprimir mis sentimientos?»

De hecho, la Madre Naturaleza ha sido extremadamente amable en este aspecto, ya que la solución no exige, en la mayoría de los casos, ninguna de esas difíciles transformaciones. Seguramente, un reducido número de pacientes deberá someterse a psicoterapia para recuperarse, pero ellos representan menos de un 5% del total. El resto mejorará con el simple hecho de *aprender* todo acerca del SMT y de cambiar su actitud con respecto a su espalda. ¿Parece sencillo? Lo es y no lo es, como veremos en el capítulo en el que se describe el tratamiento.

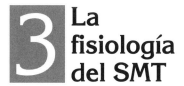

3 La fisiología del SMT

La palabra *fisiología* se refiere a la forma en que funcionan los diferentes sistemas y órganos del cuerpo. Todos los sistemas biológicos son extremadamente complejos y cuanto más arriba se encuentra el animal en la escala evolutiva, más complicada es su fisiología. Esto es particularmente cierto en el caso del SMT, ya que este trastorno es resultado de la interacción entre las esferas mental-emocional y física de la biología humana. En los últimos cien años, la ciencia médica ha adquirido muchos conocimientos acerca del funcionamiento de la mayoría de los sistemas biológicos, así como de la química y la física del cuerpo humano, pero se sabe muy poco acerca de las interacciones que se dan entre la mente y el cuerpo, las cuales pueden ser de gran importancia para comprender tanto la salud como la enfermedad. El SMT parece ser un ejemplo clásico de la interacción cuerpo-mente, aunque desconocemos la química, la física o la biología celular de la forma en que las emociones producen ciertas reacciones físicas. A continuación expongo mi punto de vista acerca del funcionamiento del SMT.

EL SISTEMA NERVIOSO AUTÓNOMO

La fisiología del SMT comienza en el cerebro. En él, las emociones reprimidas, como la ansiedad y la ira, ponen en marcha un proceso en el que el sistema nervioso autónomo provoca la reducción del flujo sanguíneo en ciertos músculos, nervios, tendones o ligamentos, produciendo dolor y otras disfunciones en esos tejidos. El sistema nervioso autónomo es un subsistema del cerebro, cuya responsabilidad es controlar todas las funciones involuntarias del cuerpo. Este sistema determina la velocidad a la que late el corazón, cuánto ácido segrega el estómago para realizar la digestión, el ritmo de la respiración y muchos otros procesos fisiológicos que mantienen el funcionamiento óptimo de nuestro cuerpo tanto en nuestra vida diaria como en situaciones de emergencia. La reacción conocida como «pelear o huir», propia de todos los animales, en especial de los inferiores, es dirigida por el sistema nervioso autónomo. Para afrontar cualquier emergencia, todo órgano y sistema del cuerpo se prepara adecuadamente. Para algunos sistemas, esto significa el cese total de su actividad, a fin de que los recursos del cuerpo se utilicen para afrontar el peligro con mayor eficacia. Usualmente, la mayoría de las funciones nutritivas y excretoras del cuerpo se suspenden, el corazón late más rápido y la sangre deja de realizar las funciones menos importantes con el objeto de estar disponible en mayor cantidad para los sistemas que son cruciales para pelear o escapar, como los músculos. La gran importancia del sistema nervioso autónomo es evidente.

El sistema autónomo controla la circulación de la sangre, y lo hace con la precisión más exquisita. Es capaz de incrementar o reducir el flujo sanguíneo en cualquier parte del cuerpo y generalmente lo hace por buenas razones, como se describe líneas arriba. Sin embargo, en el SMT, este sistema realiza lo que hemos catalogado como una actividad autónoma anormal. No tiene ningún propósito útil en el sentido usual. No contribuye al desempeño normal diario ni prepara al cuerpo para pelear o huir. Sin embargo, responde a una necesidad fisiológica. No obstante, consideramos que este proceso es aberrante porque produce dolor y otros síntomas aflictivos.

LA PRIVACIÓN DE OXÍGENO: FISIOPATOLOGÍA DEL SMT

Hemos dicho que en el SMT el sistema nervioso autónomo reduce selectivamente el flujo sanguíneo en ciertos músculos, nervios, tendones y ligamentos en respuesta a la presencia de emociones reprimidas, como la ansiedad y la ira. En este estado, conocido como isquemia, el tejido afectado recibe una cantidad de sangre inferior a la normal. Esto significa que dichos tejidos tendrán menos oxígeno a su disposición, lo que produce los síntomas: dolor, adormecimiento, hormigueo y, en ocasiones, debilidad. Esto sucede debido a la gran importancia del oxígeno en todos los procesos fisiológicos. Cuando la cantidad de oxígeno está por debajo de su nivel normal, podemos esperar que se produzca una reacción que denote ese hecho.

Es difícil comprender por qué el sistema nervioso autónomo reacciona así y produce dolor y otros síntomas desagradables, cuando su función normal consiste en mantener el funcionamiento del cuerpo en un nivel óptimo, sin importar lo que suceda a su alrededor. Evidentemente, esto es muy inusual, pero todo sugiere que debe haber alguna necesidad acuciante para tal reacción. Como hemos dicho, esa necesidad consiste en alejar nuestra atención de las emociones desagradables y, con frecuencia, dolorosas, que la mente trata de reprimir. Es como si nuestra mente hubiese decidido que es preferible sufrir un dolor físico que uno emocional. Visto desde esta perspectiva, el proceso no resulta del todo ilógico.

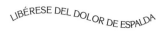

EL OBJETIVO DE LA PRIVACIÓN DE OXÍGENO

¿Cómo sabemos que la privación de oxígeno es responsable del dolor? En primer lugar, muchas de las reacciones corporales ante la tensión y la ansiedad son resultado de reacciones autónomas anormales. La mejor conocida de ellas es la úlcera péptica (hace algunos años, una de las operaciones quirúrgicas más comunes para tratar ese padecimiento consistía en cortar los nervios autónomos del estómago), pero también lo son la colitis espástica, el dolor de cabeza provocado por la tensión, la migraña y muchos más. Por tanto, es lógico pensar que la fisiología patológica del SMT podría originarse también en el sistema nervioso autónomo.

Si las facultades autónomas participasen en el SMT, la mejor manera de producir daños en los músculos y nervios sería utilizando el sistema circulatorio. Los pequeños vasos sanguíneos (llamados arteriolas) que llevan la sangre a esos tejidos sólo necesitan ser constreñidos levemente para hacer que llegue menos sangre a esa área, lo que produce una privación leve de oxígeno, que a su vez provoca el dolor.

Una de las pruebas de que la alteración fisiológica que produce el SMT es la privación de oxígeno, es de carácter clínico. Desde hace tiempo se sabe que la introducción de calor en el músculo mediante diatermia o ultrasonido alivia temporalmente el dolor, lo mismo que el masaje y el ejercicio activo de los músculos afectados. Se sabe que todos estos medios físicos incrementan el flujo sanguíneo en los músculos. Este incremento significa una mayor cantidad de oxígeno, y si éste alivia el dolor, es lógico suponer que la privación de oxígeno es responsable del mismo. También existen pruebas de laboratorio que apoyan esta idea. En 1973, dos investigadores alemanes, H. G. Fassbender y K. Wegner, informaron en su artículo «Morphologie und Pathogenese des Weichteilrheumatismus», aparecido en *Z. Rheumaforsch* (Vol. 32, p. 355), sobre cambios microscópicos en los núcleos de músculos sometidos a biopsia de pacientes con dolor de espalda, los cuales sugerían una privación de oxígeno.

Otras pruebas acerca de la importante función del oxígeno en el SMT han sido producidas por un grupo de investigadores, quienes han demostrado recientemente que la oxigenación de los pacientes que sufren de un trastorno conocido como fibromialgia primaria es inferior a la normal. Uno de esos informes fue publicado en el *Scandinavian Journal of Rheumatology* en 1986 (Vol. 15, p. 165) por N. Lund, A. Bengtsson y P. Thorborg con el título de «Presión del oxígeno en el tejido muscular en pacientes con fibromialgia primaria». Mediante un sofisticado sistema de laboratorio, estos científicos midieron con gran precisión la concentración de oxígeno en los músculos y descubrieron que en los pacientes con fibromialgia ésta era inferior a la normal.

Como vengo afirmando desde hace tiempo, lo que esto significa es que la fibromialgia, también conocida como fibrostitis o miofibrostitis (aunque algunos la conocen también como miofascitis y dolor miofascial), es sinónimo de SMT. He tratado a un gran número de pacientes a quienes se les ha diagnosticado fibromialgia; sus antecedentes médicos y los resultados de sus exámenes físicos coincidían con los del SMT. Como prueba de que el diagnóstico era correcto, estos pacientes se recuperaron completamente. Por tanto, es razonable suponer que el hallazgo de una privación leve de oxígeno en los músculos de los pacientes con fibromialgia apoya la hipótesis de que la causa del dolor en el SMT es la misma: la falta de oxígeno.

Como hemos visto, el SMT se manifiesta de varias maneras, cualitativa y cuantitativamente hablando, y es evidente que lo que se conoce como fibromialgia es una de las formas en las que se manifiesta dicho trastorno. Estos pacientes se encuentran entre los que sufren los síntomas más severos, pues tienden a sufrir dolor en muchos músculos distintos y a padecer insomnio, ansiedad y depresión, así como fatiga generalizada. Todas estas manifestaciones pueden considerarse como una prueba de que tales pacientes tienen un nivel superior de emociones reprimidas, principalmente ira y, por tanto, sus síntomas son más graves.

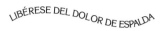
La mayoría de los investigadores contemporáneos es incapaz de aceptar tal explicación, pues viola la suposición básica según la cual la explicación etiológica de las anomalías físicas debe encontrarse en el cuerpo mismo. No pueden concebir la idea de que algo como el dolor de espalda pueda originarse en el cerebro. Y esa es la gran tragedia para el paciente, ya que, mientras persista esta terquedad conceptual, se le seguirá diagnosticando de forma incorrecta.

LAS CONSECUENCIAS DE LA PRIVACIÓN DE OXÍGENO

Los músculos

Los músculos que sufren de privación de oxígeno padecen dolor por dos razones conocidas y quizás por otras que escapan a nuestra capacidad de comprensión.

Los espasmos musculares constituyen la primera y más notable de esas razones. Estas anomalías son responsables del terrible dolor que experimenta quien sufre un ataque agudo, como se describe en el primer capítulo de este libro. Sin embargo, una vez que el ataque ha cedido, el músculo no sufre espasmos. En los cientos de pacientes a quienes he examinado en todos estos años, pocas veces he encontrado que los músculos afectados sufran espasmos.

El segundo mecanismo, sugerido por los doctores Holmes y Wolfe en un artículo impreso en 1952 con el título «Situaciones de la vida, emociones y dolor de espalda» y publicado en *Psychosomatic Medicine* (Vol. 14, p. 18), indica que la composición química de los músculos de esos pacientes está alterada, y que éstos sienten dolor a causa de la acumulación de desperdicios químicos producidos por el metabolismo del ácido láctico.

Es interesante que tanto los espasmos musculares como la acumulación de sustancias químicas se manifiesten también en los corredores de fondo, cuyos músculos sufren de falta de oxígeno. La presencia de dolor muscular, sea espontánea o inducida mediante la presión manual del médico, indica que el músculo padece una privación leve de oxígeno. Esto no significa que el músculo esté «tenso». Es necesario insistir en que esta privación de oxígeno suele ser leve, por lo que no daña a los tejidos. Y esto es especialmente cierto en el caso del tejido muscular.

Puntos sensibles

El término *puntos sensibles*, conocido desde hace muchos años, se refiere al dolor que se provoca al aplicar presión en diversos músculos del cuello, hombros, espalda y glúteos. Existe cierto desacuerdo con respecto a cuál es el sitio preciso del dolor, aunque la mayoría de las personas coincide en que es alguna parte del músculo. Los reumatólogos, que han asumido la dirección en el estudio de la fibromialgia (SMT), parecen evitar el uso del término, probablemente porque con el correr del tiempo, se le ha asociado con otros trastornos. Yo no lo uso, pero tampoco lo evito, ya que he llegado a la conclusión de que esos puntos sensibles son simplemente las *zonas centrales de privación de oxígeno*. Además, existen pruebas de que tales puntos pueden persistir durante toda la vida en las personas susceptibles al SMT, como yo mismo, aunque puede no haber dolor.

En el primer capítulo indicamos que la mayoría de los pacientes con SMT tiene seis puntos sensibles clave: la cara exterior de los glúteos, ambos lados de la parte estrecha de la espalda (zona lumbar) y la parte superior de ambos hombros. Estos puntos sensibles son los hallazgos fundamentales en el SMT y tienden a persistir aun después de que el dolor haya desaparecido. Una parte importante de la fisiología del SMT consiste en saber que el cerebro decidió involucrar a esos músculos para crear el síndrome que conocemos como SMT.

En ocasiones, los pacientes preguntan si el hecho de respirar oxígeno puro alivia el dolor. Esto se ha hecho y, por desgracia, no ha sido útil. Si el cerebro pretende crear un estado de privación de oxígeno, lo hará sin importar la cantidad de oxígeno que haya en la sangre.

El tejido nervioso

El tejido nervioso es más sensible y delicado que el músculo. Es probable que la falta de oxígeno provoque dolor en ese tejido debido a que la reducción en la concentración de oxígeno amenaza la integridad del nervio, lo que no sucede en el caso de los músculos. En otras palabras, el músculo puede soportar una falta de oxígeno mucho mayor que la provocada por el SMT antes de sufrir un daño. Sin embargo, el tejido nervioso, que es más sensible, se daña con mayor facilidad, de modo que una ligera privación de oxígeno desencadena el dolor para advertir al cerebro que algo anda mal. Por tanto, afirmamos que, en el SMT, el dolor del tejido nervioso es una señal de alarma.

En el SMT se producen comúnmente otros síntomas relacionados con el tejido nervioso. El paciente puede experimentar sensaciones de adormecimiento, hormigueo, punzadas, ardor, presión y otras menos comunes. Esas sensaciones, al igual que el dolor, se experimentan en la parte del cuerpo en la que está el nervio.

Los nervios son como cables que conectan al cerebro con todas las partes del cuerpo; su función consiste en transmitir mensajes del cerebro destinados a activar los músculos para que éstos muevan las distintas partes del cuerpo. Pero también transmiten mensajes en la dirección opuesta, informando al cerebro de lo que ocurre en el cuerpo. Por ejemplo, si el lector se pincha con un alfiler, los impulsos viajan a través de los nervios informando al cerebro que ha ocurrido algo que produce dolor. Si el nervio sufre un daño o irritación en cualquiera de sus partes, el dolor se siente en la parte del cuerpo donde se origina comúnmente ese tipo de mensajes. Por ejemplo, si nuestro nervio ciático sufre una privación de oxígeno en el área del músculo glúteo, sentiremos dolor en cualquiera de las partes de la pierna que recorre dicho nervio. Dado que éste recorre casi toda la extremidad, existen muchas variedades de *dolor ciático*. En algunos casos, este dolor se produce en toda la parte posterior de la pierna, mientras que en otros se manifiesta en el costado de la misma. O bien, el dolor puede afectar sólo a una parte de la pierna o del pie, el muslo, la parte anterior o posterior de la pantorrilla, o la parte superior o inferior del pie. En ocasiones se produce dolor en el costado del muslo y éste se traslada hasta el pie. Son pocos los casos en que hay neuralgia en alguna parte de la pierna o del pie, sin dolor en el cuello o la espalda.

Los pacientes cuyos nervios lumbares superiores han resultado afectados por el padecimiento, pueden sufrir dolor en la parte superior del muslo, en la ingle o incluso en la parte baja del abdomen. Aunque los nervios sacros recorren los órganos genitales, pocas veces se presentan pacientes con dolor en el escroto o en los labios vaginales originado en alguno de los nervios lumbares superiores. El primer capítulo presenta una descripción completa de los nervios de las partes alta y baja de la espalda que pueden resultar afectados.

Las fibras nerviosas que transmiten información al cerebro se conocen como *fibras nerviosas sensoriales*.

Las fibras *motoras* actúan en la dirección opuesta, llevando mensajes cerebrales a los músculos, los cuales producen contracciones musculares y, en consecuencia, movimiento. La contracción muscular quiere decir que el músculo se acorta. Es así como mueve alguna parte del cuerpo. Cuando un músculo se contrae poderosa y continuamente, se dice que sufre un *espasmo*, como ya describí. Este es un estado anormal que resulta terriblemente doloroso.

La mayoría de los nervios son, al igual que el ciático, nervios mixtos. Esto quiere decir que se componen de fibras motoras y sensoriales. A ello se debe que el daño o irritación de un nervio pueda producir síntomas sensoriales y motores, aunque no siempre es así. En el SMT se producen grandes variaciones entre pacientes. Puede haber sólo síntomas sensoriales (dolor, hormigueo, adormecimiento, ardor, presión) o, con menor frecuencia, sólo síntomas motores (sensación de debilidad o debilidad real). Lo más común es observar síntomas de ambos tipos.

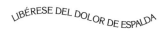

Los tendones y ligamentos

El SMT plantea muchos misterios, y uno de los aspectos más difíciles de comprender es la participación evidente de los tendones y los ligamentos. Por ejemplo, la tendonitis del codo, del hombro o de la rodilla con frecuencia desaparecen en el curso del tratamiento contra el SMT. Por tanto, debemos suponer que forman parte del síndrome. Si ello es así, ¿cuál es la alteración fisiológica responsable del dolor?

Generalmente se ha supuesto que la tendonitis es resultado de la inflamación, pero no existe ninguna prueba de ello. Dado que forma parte del SMT, nos vemos tentados a pensar que existe una privación de oxígeno. Si bien los tendones no tienen vasos sanguíneos, se componen de tejido vivo, por lo que necesitan nutrientes y oxígeno. Es razonable suponer que la falta de oxígeno también es responsable del dolor de tendones y ligamentos. Cualquiera que sea el mecanismo, es evidente que esas estructuras también participan en la charada montada por el cerebro para evitar la ansiedad y la ira, y es muy importante saber que la tendonitis es otra parte del síndrome de miositis tensional.

RESUMEN

El siguiente es un resumen de la fisiología del SMT: el padecimiento se inicia con ciertos estados emocionales que generan actividad en el sistema nervioso central, concretamente en el sistema nervioso autónomo, lo que produce una vasoconstricción local y una privación leve de oxígeno en ciertos músculos, nervios, tendones y ligamentos. Esta falta de oxígeno es responsable del dolor, que es la manifestación primaria del SMT, y de la posibilidad de anomalías sensoriales (adormecimiento, punzadas) y déficits motores como la debilidad o transformaciones en los reflejos de los tendones. (En el capítulo 1 se explica con mayores detalles cuáles son los músculos, nervios, tendones y ligamentos afectados).

La razón por la que la mente decide involucrar a estos músculos, nervios, tendones y ligamentos en el SMT parece escapar a nuestra capacidad actual de comprensión. De hecho, es probable que en esta etapa de la evolución humana, seamos incapaces de comprender cómo funciona el cerebro en términos generales, cómo comprende y produce el lenguaje, cómo piensa y recuerda, etc. La comprensión del mecanismo del SMT es uno más de los muchos imponderables del funcionamiento del cerebro humano.

Si bien puede ser de interés académico, no es indispensable comprender la fisiología del SMT. Sabemos cómo detener el trastorno, cómo «curarlo», dado que conocemos su verdadera causa. Los cambios químicos y físicos que ocurren en los músculos, nervios, tendones y ligamentos y que producen dolor y otros síntomas son consecuencias de un proceso iniciado en el cerebro por razones psicológicas. Dado que cualquier alteración en la fisiología normal que produzca síntomas físicos serviría al mismo propósito, no es importante saber con precisión qué es lo que sucede en esos tejidos. Como veremos en el siguiente capítulo, dedicado al tratamiento del SMT, el hecho de concentrarse en la fisiología y la sintomatología del trastorno es contraproducente, pues tiende a perpetuar el problema, en lugar de aliviarlo.

4 El tratamiento del SMT

HISTORIA

Mi tratamiento del SMT ha evolucionado durante los últimos diecisiete años en respuesta a un diagnóstico bien definido, según el cual los síndromes dolorosos son resultado de la interacción mente-cuerpo. Cuando comencé a darme cuenta de que así era, mi reacción automática fue explicar a los pacientes lo que sucedía. Al mismo tiempo, prescribía terapia física a todos ellos, como siempre lo había hecho. Creía que los ejercicios físicos no lastimarían a nadie y, dado que pensaba que la privación de oxígeno era lo que producía los síntomas, dicha terapia podría resultar beneficiosa, ya que todas las modalidades que recomendaba tendían a incrementar la circulación local de sangre.

Con el paso del tiempo, surgió algo interesante. Descubrí que la mayoría de los pacientes que mejoraban eran aquellos que aceptaban la idea de que su dolor era resultado de factores emocionales. Algunos de los que encontraban alivio seguían mostrándose escépticos ante el diagnóstico, pero reaccionaban favorablemente a la terapia física.

También fue evidente que algunas de las terapias físicas eran más eficientes que otras. Con base en esas observaciones, llegué a dos conclusiones con respecto al tratamiento:

1. El factor más importante para la recuperación es que la persona sea consciente de lo que sucede; en otras palabras, la información proporcionada es la «penicilina» para este trastorno.

2. Algunos pacientes presentan una reacción de placebo ante la terapia física o ante el terapeuta. Como hemos dicho, la reacción de placebo es aceptable, pero suele ser temporal. Nuestra meta era proporcionar una cura completa y permanente.

La efectividad de la reacción de placebo era fácil de comprender, pero lo que a mí me confundía era la evidente importancia de informar al paciente acerca de lo que sucedía. Ésta era una terapia de conocimiento, y parecía no tener sentido. Sin embargo, me fascinaba su efectividad y el índice de pacientes curados mejoró claramente. Además, finalmente tuve la sensación de saber lo que pasaba, aunque no fuese capaz de explicar todos los detalles. Esto no era demasiado importante, ya que estábamos tratando con un proceso cerebral, y todo el mundo sabe que conocemos muy poco sobre el funcionamiento de ese órgano.

Durante ese período trabajé muy estrechamente con un grupo de talentosos terapeutas físicos que habían aprendido todo cuanto era posible saber acerca del Síndrome de Miositis Tensional, combinando su tratamiento físico con la explicación de los factores psicológicos involucrados. Estos profesionales trabajaban como representantes míos y como terapeutas físicos. Fue muy doloroso tener que prescindir posteriormente de la terapia física, pues apreciaba mucho el trabajo de estos leales profesionales.

También durante esos primeros años establecí una estrecha relación laboral con un pequeño grupo de psicólogos que trabajaban en el

Instituto de Medicina de Rehabilitación Howard A. Rusk, una asociación que sigue activa en la actualidad. Estos profesionales me enseñaron mucho acerca de la psicología y desempeñaron una función muy importante en el tratamiento de los pacientes que para mejorar necesitaban psicoterapia. En esencia, trabajábamos como un equipo.

En 1979, quizás más tarde de lo que debí haberlo hecho, comencé a reunir grupos de pacientes para lo que podríamos llamar conferencias-debate. Cada año que pasaba me resultaba más obvio que la educación del paciente acerca del SMT era el factor terapéutico crucial. En ocasiones atendía a pacientes que habían sido psicoanalizados o que habían estado bajo tratamiento psicológico durante mucho tiempo, y que, no obstante, sufrían un síndrome doloroso. Por ello, me resultaba evidente que la introspección psicológica no era suficiente para prevenir el SMT. El dolor desaparecía sólo cuando los pacientes conocían los hechos acerca de este síndrome. Al principio, el tratamiento se componía de cuatro conferencias de una hora, y posteriormente evolucionó a dos sesiones de dos horas, la primera de ellas dedicada a la fisiología y diagnóstico del SMT y la segunda, a la psicología del trastorno y su tratamiento. La razón de las conferencias era clara: si la información era tan importante para que los pacientes se recuperaran, éstos debían estar muy bien informados acerca del trastorno. Más concretamente, era indispensable que los pacientes supiesen exactamente qué es lo que no padecían (es decir, que conocieran todos los diagnósticos estructurales) y que supieran con precisión cuál era su trastorno (SMT). Desde el punto de vista estrictamente físico, el SMT es inofensivo; por tanto, físicamente no tenían de qué preocuparse. Todas las prohibiciones y advertencias eran innecesarias y, de hecho, contribuían al problema generando miedo en una situación en la que el miedo era lo menos indicado.

CONCEPTOS TERAPÉUTICOS MODERNOS

Si el propósito del dolor es hacer que nos concentremos en el cuerpo, y si mediante las conferencias el paciente podía ser convencido de ignorar los síntomas corporales y pensar en los factores psicológicos, ¿acaso no se volvía ya inútil el síndrome doloroso?

Es como si descubriésemos una operación secreta. Mientras la persona no sea consciente de que el dolor sirve como distracción, éste continuará presentándose ininterrumpidamente. Pero en el momento en que el conocimiento se asimila profundamente (y así debe ser, ya que la simple apreciación intelectual del proceso no es suficiente), el engaño deja de funcionar; el dolor cesa, pues se vuelve innecesario. Y es la información la que cumple con este objetivo.

La ilustración de la página 96 nos ayudará a entender mejor la idea. Las emociones inaceptables, descritas en el capítulo relacionado con la psicología, se generan en el cerebro, que es el órgano de la mente; por ello se marca con una flecha hacia arriba, a la derecha. En la parte superior está representada la mente consciente, o lo que podríamos llamar «el ojo de la mente». Las emociones negativas son reprimidas, es decir, mantenidas en el inconsciente, para evitar que la mente consciente se entere de ellas. Quizás una parte de la mente teme que tales emociones se liberen y se vuelvan conscientes, por lo que decide que es necesario recurrir a un mecanismo de defensa y, psicológicamente hablando, una defensa es cualquier cosa que distrae a la mente consciente (el «ojo de la mente») de aquello que está siendo reprimido. De esta forma, el cerebro crea el SMT, representado por la flecha izquierda. Ahora la persona debe prestar atención a todas las manifestaciones del SMT y puede así evitar la incomodidad de experimentar los sentimientos negativos representados en la parte derecha de la figura.

Esta ilustración es particularmente útil para entender por qué nos liberamos del SMT cuando aprendemos acerca de él. Si podemos convencer a nuestra mente consciente de que el SMT no es grave y que no merece su atención, o mejor aún, que es una tomadura de pelo, una charada, y que en lugar de temerle deberíamos burlarnos de él, convencerla que la mayoría de los diagnósticos estructurales no es válida y que lo único que merece nuestra atención son los sentimientos reprimidos ¿qué habremos logrado? Habremos hecho que el SMT se vuelva inútil; ya no será capaz de atraer la atención de la mente consciente; la defensa habrá fallado (el camuflaje habrá quedado descubierto), lo que significa el cese del dolor.

Si al lector todo esto le parece ciencia ficción o un cuento de hadas, sólo podemos decirle que funciona y que ha curado a varios miles de personas en los últimos diecisiete años.

El siguiente es un impresionante caso que demuestra lo anterior. Una mujer de fuera de la ciudad siguió el programa y obtuvo buenos resultados. Pocas semanas después de las conferencias, el dolor había desaparecido y la paciente había reanudado todas sus actividades, incluido el tenis y el atletismo. Cierto día, aproximadamente nueve meses después de concluir el programa, contrajo un nuevo dolor mientras corría, ubicado en un punto diferente al anterior, es decir, en la parte exterior de la cadera; se trataba de una nueva manifestación de SMT. Más tarde, la paciente me contó los detalles del episodio.

Fue a ver a su médico local, quien le informó que padecía bursitis en la cadera y la sometió a radiografías, inyecciones y medicación. Admitió que había sentido un intenso dolor (que duró tres semanas) mientras hablaba por teléfono, y que yo tenía razón para irritarme con ella por seguir el régimen de su médico. Después de hablar conmigo, me dijo que había reflexionado durante varios minutos, enfureciéndose verdaderamente consigo misma y en especial con su cerebro, por haberle hecho esa jugarreta. Finalmente, habló seriamente con su cerebro. En dos minutos, el dolor cesó totalmente y no ha vuelto a manifestarse. Sorprendida por la rapidez con la que desapareció el dolor, la paciente comenzó a practicar nuevamente el atletismo, concentrándose

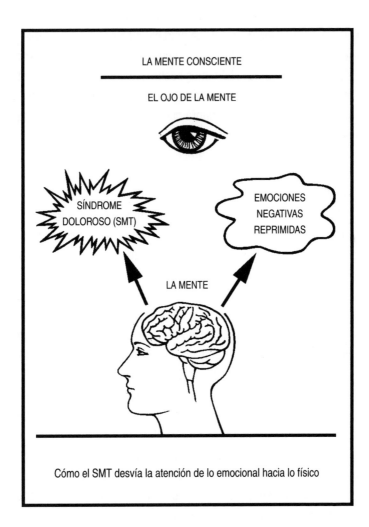

LA MENTE CONSCIENTE

EL OJO DE LA MENTE

SÍNDROME DOLOROSO (SMT)

EMOCIONES NEGATIVAS REPRIMIDAS

LA MENTE

Cómo el SMT desvía la atención de lo emocional hacia lo físico

en el verdadero problema, que era la ansiedad inconsciente de lastimarse al hacer ejercicio.

El punto clave de este caso es que la información fue el factor crucial, y que funcionó tan rápido porque la paciente ya había seguido nuestro programa y había asimilado (es decir, había aceptado en un nivel profundo) los conceptos del SMT. El dolor no hubiese desaparecido de un modo tan inmediato si ella no hubiese tenido conocimientos sobre el SMT. Pero como los tenía, pues había seguido el programa de conferencias, en el momento en que se dio cuenta de que el dolor de cadera era otra manifestación de SMT, éste desapareció porque ya no podía atraer la atención de la paciente manifestándose como un legítimo trastorno físico y no podía distraerla del ámbito de sus emociones.

El lector preguntará: «¿Y por qué la paciente tuvo una nueva manifestación de dolor?»

El dolor provocado por el SMT siempre indica la presencia de sentimientos negativos reprimidos, como la ira y la ansiedad.

«Pero se supone que el objetivo de su programa es evitar que esas cosas pasen; ¿qué sucedió en ese caso?»

El hecho de que esa dama hubiese contraído un dolor en un lugar diferente al anterior nos indica que su cerebro seguía tratando de usar el SMT para ocultar sus sentimientos reprimidos. Hablé de esto con ella y estuvimos de acuerdo en que sería conveniente que considerara la posibilidad de someterse a psicoterapia si esto volvía a ocurrirle. (Véase en la página 107 una explicación sobre las personas que necesitan psicoterapia y las que no).

Aunque este tema ha sido tratado ya en el capítulo relacionado con la psicología, no está de más repetir que en la mente existen fuerzas claramente opuestas, relacionadas con el que será el destino final de esas emociones reprimidas. Debe haber una fuerza (no puedo encontrar una palabra mejor) que trata de hacer que esos sentimientos se vuelvan conscientes, a pesar de su desagradable contenido. Si fuesen subconscientes y estuviesen destinados a permanecer siempre

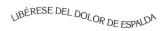

así, no existiría la necesidad de un proceso distractor como el SMT. La existencia de este trastorno sugiere que algo trata de sacar a la luz esos sentimientos negativos. Esto podría parecer un razonamiento circular; sin embargo, en las obras de psicología existen pruebas bien documentadas de que la gente muestra una amplia variedad de conductas cuyo objetivo es evitar los procesos emocionales desagradables o dolorosos. Un ejemplo clásico es la fobia a los microbios. Las personas que la sufren están obsesionadas con los microbios y se lavan las manos cientos de veces al día. (Algunas personas dirían que esta es una neurosis compulsiva, pero la compulsión de lavarse las manos es producida por el miedo a los gérmenes y microorganismos). Desde hace mucho tiempo se ha admitido que las conductas ilógicas como ésta sirven para sustituir o desplazar ciertos sentimientos intensos e inconscientes que la persona no puede afrontar; de ahí su preocupación por los gérmenes o microbios.

El SMT sirve al mismo propósito, ya que centra nuestra atención en el cuerpo, al igual que otros trastornos físicos como el dolor de cabeza provocado por la tensión, la migraña, la fiebre de heno, los eccemas y las palpitaciones cardíacas, por nombrar sólo unos cuantos.

ESTRATEGIAS DE TRATAMIENTO

El programa de tratamiento se apoya en dos principios fundamentales:

1. La adquisición de conocimientos y la percepción de la naturaleza del trastorno
2. La capacidad de actuar de acuerdo con ese conocimiento y cambiar la conducta del cerebro

Piense psicológicamente

Debemos aprender todo lo que podamos acerca del SMT, qué es lo que provoca el dolor y qué parte del cerebro es responsable de ello. Todo esto se estudia en los capítulos relacionados con la fisiología y la manifestación del trastorno. Después, revisamos su psicología, el hecho de que todos los miembros de esta cultura tendamos a engendrar ira y ansiedad, y que las personas más compulsivas y perfeccionistas generen una gran cantidad de dichos sentimientos. Por tanto, lo que debemos hacer es adquirir el hábito de «pensar psicológicamente» en lugar de hacerlo en términos físicos. En otras palabras, yo sugiero a los pacientes que cuando se den cuenta de que son conscientes del dolor, trasladen activa y conscientemente el centro de su atención hacia algún factor psicológico, como alguna de sus preocupaciones, un problema familiar o financiero crónico, una fuente de irritación recurrente, cualquier cosa del ámbito psicológico, ya que ello envía al cerebro el mensaje de que el dolor ya no puede engañarlos. Cuando ese mensaje llega a las profundidades de la mente, es decir, al subconsciente, el dolor desaparece.

Esto nos lleva a considerar un elemento importante. Desde luego, todos deseamos que el dolor desaparezca de inmediato. Con frecuencia, los pacientes dicen: «Está bien, entiendo claramente lo que está diciendo, pero ¿por qué el dolor no cesa?»

Las últimas líneas de un poema escrito por Edna St. Vincent Millay indican la razón por la que el dolor no desaparece rápidamente:

¡Ay de mí, pues el corazón aprende despacio
lo que la veloz mente percibe a cada paso!

Si sustituimos la palabra «corazón» por «subconsciente», la idea nos resultará más clara. La mente consciente es rápida y puede comprender y aceptar rápidamente las ideas. El subconsciente es lento, prudente, no acepta rápidamente el cambio ni las ideas nuevas, lo cual es, sin duda, algo muy positivo. Si no fuese así, los seres humanos seríamos animales muy inestables. Sin embargo, en ocasiones como ésa, en las que deseamos que las cosas cambien rápidamente, nos impacientamos con nuestro lento subconsciente.

Bien, entonces ¿cuánto tarda en desaparecer el dolor? Si bien no soy muy adicto a hablar en términos numéricos, la experiencia me ha indicado que la mayoría de los pacientes se libran de sus síntomas en un período de entre dos y seis semanas después de las conferencias. Sin embargo, se les advierte que ese lapso podría prolongarse si cuentan los días o las semanas, o si se desaniman si el dolor no ha desaparecido cuando ellos piensan que debería haberlo hecho. Los seres humanos no somos máquinas y existen varios factores que tienden a modificar el tiempo que dura la resolución del problema. ¿Qué intensas son las emociones reprimidas? ¿Con qué facilidad puede el paciente repudiar los diagnósticos estructurales que se le han asignado?

Háblele a su cerebro

Hay otra estrategia muy útil que al principio puede parecer ridícula, pero que tiene un gran fundamento. En las conferencias, aliento a los pacientes para que le hablen a su cerebro. Existen tantos pacientes que afirman haberlo hecho por sí mismos, obteniendo buenos resultados, que ahora lo sugiero cotidianamente, a pesar de que es algo que puede generar sentimientos de insensatez. Lo que hacemos en esos casos es tomar el control conscientemente, en lugar de sentirnos víctimas indefensas e intimidadas, lo cual es muy común en las personas que padecen este síndrome. La persona actúa con asertividad, diciéndole al cerebro que no va a soportar más ese estado de cosas. Y funciona. Los pacientes afirman que son capaces de abortar un episodio de dolor simplemente haciendo esto. La mujer cuyo caso se describe en las páginas 95-97 hizo justamente eso y experimentó el cese inmediato de su dolor. Se trata de una estrategia muy útil.

Reanude su actividad física

Quizás el elemento más importante (y difícil) que los pacientes deben poner en práctica consiste en reanudar toda actividad física, incluida la más vigorosa. Esto significa vencer el miedo a agacharse, a levantar objetos, a correr, a practicar el tenis o cualquier otro deporte, y a cientos de actividades físicas comunes. Significa «desaprender» todos esos disparates acerca de la forma correcta en la que se supone que usted debe agacharse, levantar objetos, sentarse, permanecer en pie, acostarse, qué estilos de natación son positivos y cuáles negativos, qué tipo de silla o de colchón debe usar, los zapatos, el corsé o el aparato ortopédico que debe utilizar, y muchas otras perlas de la mitología médica.

En Estados Unidos, las diversas disciplinas médicas relacionadas con la espalda han creado un ejército de personas parcialmente discapacitadas con sus ideas medievales sobre el daño estructural y la lesión como bases del dolor de espalda. Aunque con frecuencia es difícil, cada paciente debe vencer su miedo y reanudar plenamente su actividad física normal. Es necesario hacerlo no sólo para volver a ser una persona normal (si bien ésa es una buena razón por sí misma, tanto desde el punto de vista físico como del psicológico), sino también para librarse del miedo a la actividad física, que con frecuencia es más efectivo que el dolor mismo para mantener a la mente concentrada en el cuerpo. Ese es el propósito del SMT: evitar que la mente se ocupe de los aspectos emocionales. Como dijo Snoopy, el gran filósofo contemporáneo: «No hay nada como un poco de dolor físico para mantener a la mente alejada de los problemas emocionales». Evidentemente, Charles M. Schulz, creador de los Peanuts, es un hombre muy perceptivo.

Actualmente pienso que las restricciones físicas impuestas por el SMT son mucho más importantes que el dolor, por lo cual es imperativo que el paciente se sobreponga gradualmente a ellos. Si no puede hacerlo, estará condenado a sufrir nuevos episodios de dolor. En páginas anteriores hablamos de las fobias. El miedo universal y penetrante a la actividad física que sufren las personas con estos síndromes dolorosos, especialmente los ubicados en la región lumbar, me ha llevado a sugerir un nuevo término: *fisicofobia*. Este es un factor muy poderoso que contribuye a perpetuar los síndromes dolorosos de la parte baja de la espalda.

Entre paréntesis, debo decir que el consejo de reanudar la actividad física normal, incluida la más vigorosa, se lo he dado a un gran número de pacientes en los pasados diecisiete años. No puedo recordar a ninguna persona que posteriormente me haya dicho que esta recomendación le hubiese provocado más problemas con su espalda.

Sugiero siempre a mis pacientes que cuando su dolor se haya reducido significativamente y cuando sientan confianza en el diagnóstico reanuden la actividad física. Si comienzan prematuramente, es muy probable que se provoquen dolor, se asusten y retrasen el proceso de recuperación. Los pacientes suelen estar condicionados a esperar dolor como producto de la actividad física, por lo que no deben poner a prueba sus patrones programados y establecidos hasta que hayan adquirido un grado razonable de confianza en el diagnóstico.

Uno de mis pacientes, un abogado de alrededor de treinta y cinco años de edad, tuvo una interesante experiencia al respecto. Siguió el programa sin novedad y en pocas semanas se liberó del dolor, siendo capaz de realizar cualquier actividad, excepto una: temía correr. Más tarde me explicó que se había repetido internamente durante tanto tiempo que correr es malo para la espalda, que simplemente no tenía el valor suficiente para intentarlo, a pesar de que realizaba actividades mucho más enérgicas que esa. Después de casi un año, un día decidió que aquello era una tontería y que iba a correr. Lo hizo y el dolor le volvió. Ahora se hallaba en una encrucijada: ¿debía continuar corriendo o era mejor retirarse? Me llamó para pedirme consejo, pero por desgracia yo estaba de vacaciones, por lo que tuvo que tomar la decisión por sí mismo. Tuvo el tino de tomar al toro por los cuernos. Continuó corriendo y sintiendo dolor. Luego, una noche, lo despertó un fuerte dolor en la parte alta de la espalda, pero el dolor de la región lumbar había desaparecido. Sabiendo que el SMT suele trasladarse a distintos puntos durante el proceso de recuperación, pensó que probablemente había triunfado, y así fue. Un par de días más tarde, el dolor de la parte alta de la espalda también había cedido y desde entonces, el paciente no ha vuelto a padecer ninguna recaída.

Es necesario enfrentarse al SMT y combatirlo, de lo contrario los síntomas continuarán. Perder el miedo y reanudar la actividad física normal es, posiblemente, la parte más importante del proceso terapéutico.

Suspenda cualquier tratamiento físico

Otro elemento esencial para la completa recuperación es la suspensión de todas las formas de tratamiento físico. Es ilustrativo el hecho de que yo no haya dejado de prescribir terapia física sino hasta doce o trece años después de comenzar a hacer el diagnóstico. Tardé todo ese tiempo en romper completamente con las viejas tradiciones en las que fui educado. Desde el punto de vista conceptual, la prescripción de un tratamiento físico contradice lo que, de acuerdo a nuestros hallazgos, es la única forma racional de tratar el problema, es decir, la enseñanza y, por tanto, la anulación del proceso desde su lugar de origen: la mente. Además, es evidente que algunos pacientes han depositado toda su confianza en el tratamiento físico (o en el terapeuta) y han obtenido efectos de placebo (ver la página 148), lo que significa que tarde o temprano volverán a sentir dolor. El asunto es que uno debe renunciar a cualquier explicación estructural relacionada con el dolor y con su cura, de no ser así los síntomas persistirán. La manipulación, la aplicación de calor, el ejercicio y la acupuntura presuponen la existencia de un trastorno físico que puede ser tratado mediante algún medio igualmente físico. A menos que se rechace totalmente este concepto, el dolor y los demás síntomas persistirán.

Muchos pacientes se sorprenden cuando les sugiero que dejen de practicar los ejercicios y estiramientos que han aprendido a hacer

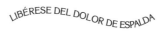

para sus espaldas. Sin embargo, esto es indispensable para establecer firmemente en su mente lo que es importante. El ejercicio para mantener una buena salud es, por supuesto, algo distinto y lo recomiendo encarecidamente.

Revisión de los recordatorios diarios

Esta es una estrategia importante, pero es necesario cuidar que no se convierta en un ritual. Los pacientes reciben una lista de doce pensamientos clave, y se les sugiere que, por lo menos una vez al día, reserven unos quince minutos para relajarse y revisarlos en silencio. Dichos pensamientos son los que se conocen como recordatorios diarios.

— El dolor es originado por el SMT y no por alguna anomalía estructural
— La causante directa del dolor es una leve privación de oxígeno
— El SMT es un padecimiento inofensivo, provocado por mis emociones reprimidas
— La emoción principal es mi ira reprimida
— El SMT existe sólo para desviar mi atención de mis emociones
— Dado que mi espalda es básicamente normal, no tengo nada que temer
— Por lo anterior, la actividad física no representa ningún peligro
— No me preocuparé ni me dejaré intimidar por el dolor
— En lugar de centrar mi atención en el dolor, me concentraré en los aspectos emocionales
— Quiero asumir yo el control, no mi inconsciente
— Debo pensar siempre en términos psicológicos y no físicos

Al final de la segunda conferencia-debate, damos por sentado que la información acerca del SMT ha sido procesada intelectualmente. Posteriormente, se insiste a los pacientes que den oportunidad para que la información se «asiente», se integre y sea aceptada inconscientemente, ya que la aceptación consciente, si bien es un primer paso esencial, no basta para revertir el SMT. Se indica a los pacientes que dejen pasar entre dos y cuatro semanas y que me llamen si su progreso ha sido insuficiente. En tal caso, los atiendo en mi consulta o, más comúnmente, les pido que asistan a una pequeña reunión de grupo, integrada por pacientes como ellos (cuyo progreso ha sido leve o insuficiente) o por personas que han sufrido nuevos episodios después de haber estado libres de dolor durante meses o años. El propósito de estas reuniones es descubrir la razón de la recaída o de la falta de progreso.

REUNIONES DE SEGUIMIENTO EN GRUPOS PEQUEÑOS

Lo primero que debemos comprobar es que el paciente ha comprendido y aceptado el diagnóstico. Consideremos a un paciente imaginario, un hombre de negocios de cincuenta años de edad. Este paciente ha acudido a la reunión porque no ha mejorado tras asistir a las conferencias. Algunas de las posibilidades son:

1. El paciente acepta el 90% del diagnóstico pero le preocupa que la hernia del disco intervertebral mostrada en la tomografía o en el estudio de resonancia magnética tenga algo que ver con el dolor
2. Le resulta difícil creer que esto funcione tan sólo con un programa educativo
3. Acepta el diagnóstico pero no tiene el valor suficiente para iniciar una actividad física

Los impedimentos mentales como éstos permiten que el cerebro prolongue el SMT debido a que el hombre sigue considerando a sus síntomas como productos de un trastorno físico. Mientras siga preocupado con lo que hace su cuerpo, el dolor persistirá. Su confianza en el diagnóstico ha de incrementarse de tal forma que acepte el hecho de que padece SMT.

La persona sentada junto a él es un ama de casa de treinta y siete años de edad, que además es esposa y madre. Nos informa que no ha mejorado después de asistir a las conferencias, pero que ello no es de sorprender, ya que su vida sigue siendo tan ajetreada como siempre; todo el tiempo está cansada y agobiada y nunca ha sentido que sus resultados hayan sido todo lo buenos que debieran.

Se le indica que nunca dejará de ser perfeccionista, que siempre tendrá demasiadas cosas que hacer, pero que el secreto para liberarse del SMT no consiste en cambiarse a sí misma, sino simplemente en admitir que la combinación de las realidades de su vida y de su personalidad la hacen generar una enorme cantidad de ansiedad y de ira.

Sí, también de ira. Es probable que la paciente nunca haya admitido el hecho de que, si bien adora a sus tres hijas, simultáneamente está furiosa con ellas por todo lo que le exigen. La idea de que podría estar enfadada inconscientemente con las niñas está fuera de su experiencia. Cuando comprenda la idea de que su recuperación depende de que acepte esos sentimientos inconscientes e inadmisibles, el dolor cesará.

El hombre que ha levantado la mano en la fila de atrás es un capataz de construcción de cuarenta y cinco años de edad, que siguió el programa hace tres años, y desde entonces se había desempeñado adecuadamente, sin dolor, sin restricciones físicas, sin problemas. Sin embargo, la semana pasada, repentinamente sufrió un espasmo agudo en la parte baja de la espalda y actualmente sufre un fuerte dolor. Si no hubiese seguido el programa, estaría verdaderamente asustado. A pesar de ello, no puede comprender por qué le ha sucedido esto.

«¿Qué está sucediendo en su vida?», le pregunto. «Nada en particular», contesta. «Mi esposa está bien, al igual que los chicos. No tenemos ningún problema médico o financiero». Pero el surgimiento de un espasmo agudo significa que debe estar ocurriendo algo de naturaleza psicológica, debido a que el SMT es como un barómetro emocional. Así que continúo interrogándolo y finalmente descubro que el hombre ha tenido dificultades con algunos de sus subordinados y ha recibido críticas de su supervisor.

«No es nada que no pueda manejar», dice, pero no se da cuenta de que, a pesar de estar «manejando» el asunto, al mismo tiempo está generando grandes cantidades de ira y ansiedad. Siempre existe una importante actividad emocional debajo del nivel consciente, de la cual no podemos enterarnos a menos que nuestra experiencia nos permita inferirla y anticiparla.

El paciente sale de la reunión sabiendo un poco más acerca del funcionamiento de sus emociones internas. El dolor de espalda cesará y es probable que el hombre piense acerca de sus reacciones internas la próxima vez que se enfrente a una situación estresante.

Las reuniones de grupos pequeños han demostrado su efectividad como herramientas terapéuticas. Los pacientes no sólo comprenden mejor sus propias situaciones, sino que también aprovechan las experiencias de los demás. Siempre es tranquilizador saber que existen otras personas que padecen lo mismo que uno. Estas reuniones también me dan la oportunidad de identificar a los pacientes que podrían necesitar la ayuda de un psicoterapeuta.

PSICOTERAPIA

Si bien el 95% de los pacientes siguen el programa sin recurrir a la psicoterapia, algunos de ellos necesitan de esa ayuda. Esto simplemente significa que tienen niveles más altos de ansiedad, de ira y de otras emociones reprimidas y que su cerebro no piensa abandonar tan fácilmente esa conveniente estrategia para ocultar tales sentimientos. Cuando alguien me dice que le cuesta trabajo aceptar el diagnóstico, sospecho que su subconsciente se resiste a renunciar al SMT.

Recuerdo a un paciente que, cuando empezó a adquirir consciencia de sus sentimientos largamente reprimidos (lo cual logró con ayuda de la psicoterapia), éstos resultaron tan dolorosos y horribles que el paciente se negaba a afrontarlos.

Estas personas no sufren ninguna enfermedad mental; son gente que vive una vida normal y productiva, pero que tienen un bagaje emocional subconsciente del que nunca se han dado cuenta. En ocasiones nos suceden cosas en la niñez que nos dejan con una gran cantidad de resentimiento e ira, pero enterramos profundamente esos sentimientos debido a que son demasiado espantosos y socialmente inaceptables como para permitirles llegar al nivel consciente. Como hemos dicho, esta tendencia a reprimir los sentimientos negativos es universal; es algo que todos hacemos en mayor o menor medida. No es algo neurótico; o bien, todos somos neuróticos.

Pero para algunas personas, como las que sufrieron abusos en su infancia, esos sentimientos reprimidos pueden ser muy fuertes, por lo que necesitan ayuda para reconocer que están ahí y para aprender a afrontarlos. Esta es la función de la psicoterapia.

Por desgracia, la sociedad aun está atrasada con respecto a la necesidad y a la función de la psicoterapia, y existe la opinión generalizada de que cualquier persona que necesite recurrir a ella es débil o incompetente. Alojar sentimientos reprimidos no tiene nada que ver con la fortaleza de carácter ni con la capacidad mental. A pesar de ello, sabemos tan poco de esto, que cualquier persona que pretenda alcanzar un puesto público está prácticamente descartada si alguna vez se ha sometido a psicoterapia.

Estoy convencido de que el mundo tendría un mejor gobierno si toda persona que aspire a ocupar un cargo público estuviese *obligada* a pasar por la psicoterapia. Sospecho que nos ahorraríamos algunos de los escándalos que ocurren con lamentable frecuencia en las altas esferas.

En nuestro programa destacamos dos cosas sobre la necesidad de la psicoterapia: sólo en 5% de los pacientes la necesita, y pertenecer a ese 5% no es ninguna desgracia.

Siento una gran admiración por las personas que se someten a nuestro programa, pues deben superar algunos obstáculos importantes antes de mejorar. Uno de ellos es el escepticismo y, en ocasiones, el ridículo con el que se enfrentan. Otro lo constituyen las advertencias constantes, generalmente recibidas de los miembros de su familia, para que tengan cuidado («No levantes eso», «No te agaches», «No olvides ponerte tu corsé»). Por ello, yo fomento la participación de los familiares cercanos, a fin de que no interfieran con el proceso terapéutico.

Uno de los mayores problemas que afrontan los pacientes consiste en adquirir la confianza de que pueden vencer este trastorno físico mediante un programa de aprendizaje. Este tipo de pensamiento es completamente ajeno a la experiencia médica de la gente. Mi trabajo es convencerlos de que ello es posible.

ENCUESTAS DE SEGUIMIENTO

Un elemento importante para fomentar la confianza del paciente es el hecho de que la mayoría de las personas que han seguido el programa lo ha hecho con éxito. En 1982 hicimos una encuesta de seguimiento con ciento setenta y siete pacientes tratados entre 1978 y 1981. El 76% vivía una vida normal con poco o ningún dolor, un 8% mejoró y un 16% no presentó ningún cambio. Algunos de estos pacientes no habían tenido la oportunidad de asistir a las conferencias y el programa no era tan refinado como lo es ahora.

En 1987 se realizó un estudio de seguimiento similar, esta vez con un grupo de pacientes que padecían una hernia discal intervertebral, documentada mediante tomografía informatizada, y que habían seguido el programa entre 1983 y 1986. Esta vez, el 88% (noventa y seis personas) se había curado, un 10% había mejorado y sólo un 2% había permanecido sin cambios.

Más recientemente, el conocido periodista y escritor Tony Schwartz, quien siguió exitosamente el tratamiento en 1986, mencionó en un artículo que escribió para la revista *New York* sobre el Dr. Bernie Siegel, que había enviado a cuarenta pacientes para recibir el tratamiento y que treinta y siete de ellos estaban libres del dolor. Un joven colega, el doctor Michael Sinel, que actualmente es director del área de Medicina física para pacientes externos del Centro Médico Cedars-Sinai de Los Ángeles, ha diagnosticado y tratado a cerca de cincuenta pacientes. Su trabajo es notable debido a que entre sus pacientes había algunos que no necesariamente eran receptivos a la idea de un trastorno inducido por la tensión, lo cual dificultó en gran medida el trabajo de este médico. Sin embargo, siguiendo los conceptos básicos enunciados en este libro, los datos preliminares indican que el 75% de su grupo ha logrado una resolución del dolor entre buena y excelente, y que más del 90% ha experimentado una mejoría funcional significativa.

En los congresos médicos he invitado a mis colegas a que observen el programa y les digo que me complacería que se realizara una encuesta efectuada por una organización externa. Las estadísticas tan impresionantes como las mías tienden a provocar escepticismo entre la comunidad médica.

Existen razones para pensar que las estadísticas seguirán siendo favorables, dado que ahora entrevisto a los pacientes antes de la consulta, con el propósito de desalentar a las personas que no serán receptivas al tratamiento. La realidad es que sólo una determinada proporción de las personas que sufren dolor de espalda tendría una actitud abierta ante el diagnóstico, y el hecho de tratar a alguien que no puede aceptar el diagnóstico de SMT es un gasto inútil de tiempo y de energía.

Algunos críticos afirman que he obtenido tan buenos resultados debido a que sólo acepto a pacientes que creen en mis conceptos. Sin embargo, yo sólo puedo trabajar con pacientes razonablemente receptivos a la idea de que sus emociones son responsables del dolor. Aun así, la mayoría de ellos se muestran escépticos en la primera consulta. Mi trabajo consiste en convencerlos de la lógica del diagnóstico, dado que sólo aceptando la función de las emociones podemos lograr que el cerebro deje de hacer lo que está haciendo. No es cuestión de creer, sino de aprender.

¿Operaría un cirujano a un paciente con un riesgo quirúrgico demasiado alto? ¿Acaso debo ser menos selectivo que un cirujano?

Hablando del tema, otra de las críticas que me hacen con frecuencia mis colegas es que voy demasiado lejos al afirmar que la mayoría de los síndromes dolorosos del cuello, hombros y espalda se deben al SMT. «Puede que tenga razón en un 30 o 40% de los casos», dicen.

Si 30 o 40% de los pacientes con dolor de espalda sufre de SMT, ¿por qué estos críticos *nunca* emiten este diagnóstico?

La triste verdad es que no pueden hacerlo porque ello significaría repudiar los sesgados diagnósticos que han mantenido desde hace mucho tiempo y reconocer la función que las emociones juegan en esos síndromes dolorosos, algo de lo que son «visceralmente incapaces», parafraseando al Senador Byrd, de Virginia Occidental.

Estos resultados del tratamiento son la única prueba sólida de la exactitud del diagnóstico y de la eficacia del programa terapéutico. De hecho, muchos de los pacientes que acuden a mi consulta conocen a una o más personas que han sido tratadas con éxito. Sin embargo, esto no es nuevo en el ámbito de la medicina. El mejor generador de nuevos pacientes es un paciente tratado con éxito.

Es necesario insistir en que yo no considero que un paciente ha sido tratado con éxito en tanto él o ella no esté libre del dolor principal (todos padecemos pequeños dolores de vez en cuando) y sea capaz de realizar actividades físicas sin restricción alguna y *sin sentir miedo*. Como dijimos anteriormente, para las personas que padecen un problema de dolor crónico, el miedo a la actividad física puede ser aún más incapacitante que el dolor mismo. Prácticamente todos los pacientes a quienes he atendido han sido prisioneros del miedo (miedo a lastimarse, a precipitar un ataque) y este último es más eficaz que el dolor para mantener la atención del paciente centrada en su cuerpo y no en sus emociones. Nuestro trabajo consiste en librarlos de este miedo generalizado.

He buscado sin descanso formas de transmitir el mensaje. Ciertas frases pueden llegar a algunas personas pero no a otras, así que las uso todas:

«Vamos a tratar de evitar que su cuerpo reaccione físicamente ante sus emociones»

«Queremos que aprenda a enviar mensajes a su subconsciente»

«La información es la penicilina que cura este trastorno»

«La sabiduría es la cura»

«El conocimiento es la cura»

«Hasta ahora, su subconsciente es quien ha dictado las normas; le voy a enseñar cómo lograr que su mente consciente asuma el control»

«Enfurézcase con su cerebro; háblele; hágaselas pasar negras»

«El SMT es un truco que su mente le juega; no caiga en él»

«El SMT es una atracción secundaria para distraerlo a usted de lo que le sucede emocionalmente»

«Los síntomas son un truco para enmascarar lo que sucede en la psique»

«La mayoría de los cambios estructurales de su columna son sucesos naturales»

«El cerebro no desea afrontar la ira reprimida, por lo que huye de ella»

«Al reírse del dolor o ignorarlo, usted le enseña al cerebro a enviar nuevos mensajes a los músculos»

«Vamos a ayudarlo a tomar la espada de Damocles en sus manos, en lugar de dejar que cuelgue sobre su cabeza»

Estoy particularmente agradecido con una paciente, la señora Norma Puzzis, quien me entregó los siguientes versos al concluir su programa de tratamiento. Actualmente, dichos versos forman parte de las conferencias-debate.

Lleva tu atención a tu mente y no a tu físico
pues aunque te resulte paradójico,
y nunca se te hubiera ocurrido,
emociones profundamente reprimidas
son la causa de tal tensión.
¿Has oído, subconsciente?
No hay nada que temer,
si como toda víctima de su propia espalda
te concentras en el dolor,
distraes tu atención
de la tensión que lo ocasiona.
Tu secreto ha sido descubierto
Has perdido tu influencia
Así que date por vencido, ríndete
¡el SMT es benigno!
Yo tengo el control, no tú,
pues he aprendido a pensar con mi mente,
no con mi cuerpo.

Estoy seguro de que estos maravillosos versos han ayudado a muchos de mis pacientes, debido a que capturan con tanta belleza una de las ideas básicas.

Dado que una de las características de las personas con SMT es sentirse víctimas y sin control, el programa de tratamiento debe ayudarlas a recuperar su sentido de poder señalando que el origen del dolor es un proceso inofensivo. Yo aliento a los pacientes a que adopten una actitud de desdén hacia el dolor para reemplazar sus fuertes

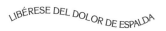

sentimientos de intimidación. Esto envía un mensaje al inconsciente, indicándole que la estrategia para mantener la atención centrada en el cuerpo está a punto de fracasar, lo que significa el fin del dolor.

PREGUNTAS DE LOS PACIENTES

Uno de los conceptos más difíciles de comprender es el hecho de que no es necesario eliminar la tensión de la propia vida.

Algunos pacientes preguntan «¿Cómo puedo cambiar mi personalidad y cómo puedo dejar de generar ansiedad e ira?»

Si éstos fuesen requisitos previos para la recuperación, el índice de pacientes curados sería igual a cero. No se trata de cambiar nuestras emociones, sino de reconocer que existen y que el cerebro trata de evitar que nos demos cuenta de su existencia mediante el mecanismo del síndrome doloroso. Ese es el punto principal para comprender por qué el conocimiento es la cura efectiva.

«¿Cómo sabe que lo que hace no es un placebo?»

Esta es una excelente pregunta, la cual siempre me ha preocupado, ya que la reacción de placebo debe ser evitada a toda costa. Una cura placebo casi siempre es temporal y lo que buscamos es la resolución permanente del problema. Por tanto, una cura placebo no sería satisfactoria. Esto último es algo muy común. A los pacientes se les prescribe una gran variedad de tratamientos físicos, se sienten mejor durante unos días, y posteriormente requieren otro tratamiento. (Y, desde luego, estas personas nunca superan su miedo a la actividad física). Una de las razones por las que el programa para combatir el SMT no produce una reacción de placebo es el hecho de que casi todos los pacientes han experimentado la resolución permanente de sus síntomas.

Una segunda razón es que el efecto placebo está basado en la fe ciega: los pacientes saben poco o nada acerca del trastorno que padecen y de las bases del tratamiento, limitándose a confiar en el médico. El programa educativo utilizado para tratar el SMT es exactamente lo contrario. Yo enseño a los pacientes literalmente todo lo que sé acerca del trastorno, los animo a que hagan preguntas y les advierto que deben convencerse de que el diagnóstico es lógico y coherente. Su recuperación depende de la información y de la consciencia. Los pacientes son participantes activos en su proceso de recuperación. Esto puede ser cualquier cosa, excepto un proceso placebo.

Quizás el argumento más contundente para demostrar que lo que hacemos no es un placebo sea el hecho de que, en numerosas ocasiones desde la publicación de mi libro *Mind Over Back Pain* (*Cómo usar la mente para curar el dolor de espalda*), que es el predecesor de esta obra, varias personas han afirmado haberse librado completa y permanentemente del dolor simplemente al leer el libro. Aquí no hay ninguna influencia de la personalidad ni atención del enfermo, sólo información simple y llana. Y hemos aprendido que la información es el elemento decisivo para eliminar el SMT.

«¿Por qué dejó de usar la terapia física como parte de su programa de tratamiento?

Esto se ha tratado en páginas anteriores, pero vale la pena repetirlo. Como hemos dicho, cualquier tratamiento físico, incluida la terapia física, puede convertirse en un placebo y nuestra intención es evitar esto a toda costa, dado que los resultados obtenidos mediante un placebo siempre son temporales. Sin embargo, existe otra razón más sutil. Si trato de que la gente deje de prestar atención a su cuerpo y comience a pensar en términos psicológicos, ¿acaso no estaría contradiciendo mi propia estrategia terapéutica si prescribiera una terapia física? Me tomó mucho tiempo darme cuenta de esto y reunir el valor suficiente para dejar de prescribirla, dado que, después de todo, se me había enseñado a depender de los tratamientos físicos como cualquier otra persona. Ahora me cuesta algo de trabajo recordar lo difícil que fue comenzar a comportarme como un «purista», es decir, a depender exclusivamente del programa educativo. De hecho, y para remarcar este punto, por la misma razón recomiendo a los pacientes que dejen de practicar los ejercicios diseñados para sanar su espalda. Los pacientes no deben hacer *nada* que los lleve a centrar su atención en el área afectada.

De la misma forma, a los pacientes se les enseña que no existe una forma correcta de agacharse o de levantar pesos, que no deben evitar las sillas ni los colchones blandos, que los corsés y collarines son innecesarios y, en general, que el gran número de consejos y prohibiciones que acompañan al dolor de espalda simplemente carecen de fundamento, ya que el SMT es un padecimiento inofensivo, por lo que no hay ningún daño estructural en su espalda. Correr no es perjudicial para la espalda; los músculos abdominales débiles no provocan el dolor, ni la fortaleza de los músculos de la espalda lo evitan; es perfectamente correcto arquear la espalda, nadar de pecho o de crawl; el hombre *está hecho* para caminar erguido (el homo sapiens y sus ancestros lo han hecho durante tres o cuatro millones de años); una pierna corta no causa el dolor de espalda... Y podríamos seguir y seguir indefinidamente.

«¿Cómo puedo distinguir entre el SMT y el dolor causado por ejercitar excesivamente músculos que anteriormente no había usado?»

Esto es fácil. Cuando usted realiza alguna actividad a la que no está acostumbrado y se levanta a la mañana siguiente con dolor en los brazos o en las piernas, se trata de un dolor benigno que suele desaparecer al otro día. El dolor provocado por el SMT siempre es muy molesto y no desaparece rápidamente, en caso de hacerlo.

«¿Qué tipo de ejercicio puedo practicar?»

Cuando el dolor ha desaparecido, es posible hacer cualquier cosa, cuanto más vigorosa, mejor. Evidentemente, sólo debemos seguir una práctica vigorosa después de consultar al médico. Pero el punto es que el ejercicio debe practicarse por razones de salud general, y no por la espalda.

«Suponga que el dolor de la parte baja de mi espalda desaparece para reaparecer en el cuello y en los hombros. ¿Qué debo hacer?»

Siempre aconsejo a mis pacientes que me llamen, de manera que podamos hablar sobre el significado de ese cambio. En las primeras fases del tratamiento, es posible que el cerebro trate de ubicar el SMT en el cuello, hombros, espalda o glúteos. Ese órgano se rehusa a abandonar esa conveniente estrategia para desviar la atención de las emociones. Es necesario advertir a los pacientes que esto puede ocurrir y que no deben sentir pánico ni desánimo, sino limitarse a aplicar los mismos principios a la nueva ubicación del dolor. Y les recuerdo que el sistema muscular no es el único lugar en el que el cerebro puede crear este tipo de distracción. Puede hacer lo mismo en el tracto gastrointestinal, en la cabeza, produciendo migraña o cefalea, en la piel, en el tracto genitourinario, etc. El cerebro puede provocar daños en cualquier órgano o sistema del cuerpo, por lo que debemos estar en guardia. Yo aconsejo a mis pacientes que consulten a su médico si experimentan un nuevo síntoma, pero que también me lo hagan saber, dado que dicho síntoma puede servir al mismo propósito que el SMT. Por ejemplo, las úlceras estomacales deben ser tratadas con la medicación adecuada, pero es igualmente importante admitir que han sido provocadas por factores relacionados con la tensión.

**«¿Qué debo hacer si sufro una
recaída dentro de seis meses o un año?»**

Yo recomiendo a mis pacientes que me llamen de inmediato para que podamos empezar a buscar la razón psicológica del nuevo episodio. Esto generalmente significa asistir a una de las reuniones de los grupos pequeños o a mi consulta.

**«¿Y qué la hipnosis? ¿Acaso no es una buena
forma de hacer que la mente haga lo que uno quiere?»**

Temporalmente sí, pero lo que buscamos es una cura permanente. Recientemente, un estudio realizado en la Escuela de Medicina de Stanford y publicado en *The American Journal of Psychiatry* demostró plenamente que la hipnosis puede reducir significativamente el dolor en algunos pacientes. Esto es muy deseable si lo que tratamos es el dolor, como en el caso de los pacientes con cáncer. Sin embargo, yo digo a mis pacientes que *¡yo no trato el dolor!* Ese sería un tratamiento sintomático, y por lo tanto una práctica médica deficiente. Yo trato el trastorno que es la causa fundamental del dolor. Hasta donde yo sé, la hipnosis no contribuye a ese proceso.

Lo anterior nos lleva a un asunto del cual no me gusta hablar, pues me lastima. Sin embargo, es necesario hablar de ello, ya que es muy importante. Tiene que ver con la forma en que el «dolor crónico» ha sido tratado en cientos de clínicas especializadas de todo el país en los últimos veinte años.

El principio básico, enunciado primero por un profesional ajeno al campo de la medicina, indica que el dolor crónico es una entidad patológica independiente, una exageración del dolor provocado por alguna anomalía estructural persistente que se desarrolla debido a que el paciente deriva del dolor lo que los psicólogos llaman una «ganancia secundaria». Es decir, el dolor le proporciona algún beneficio psicológico, como atención, dinero o escape del mundo. Existe la teoría de que los pacientes aprenden esta conducta porque la misma es fomentada por el sistema médico, por la familia y los amigos. El tratamiento está diseñado para desalentar dicha conducta, recompensando la conducta no dolorosa y «castigando» la opuesta. Los estudiantes de psicología se habrán dado cuenta de que estas ideas derivan de la obra de B. F. Skinner, quien adquirió un gran renombre gracias a sus trabajos en los que demostró este tipo de condicionamiento.

Si bien se sabe que los seres humanos podemos ser condicionados en el sentido pavloviano clásico, es necesario ser muy cautos al aplicar los principios de Skinner al ser humano. Con frecuencia es posible identificar elementos de ganancia secundaria en mis pacientes, pero dichos elementos no son de ningún modo los principales factores psicológicos activos. Al atribuir tal importancia a la ganancia secundaria, ignoramos el problema real, es decir, los sentimientos reprimidos de todo tipo, y cometemos el error, igualmente grave, de no reconocer la verdadera fisiología del dolor, el cual no se debe a ninguna anomalía estructural persistente, sino a un proceso psicopatológico, según se describe en la presente obra.

Es por ello por lo que las clínicas especializadas en padecimientos dolorosos algunas veces son útiles, pero casi nunca curan a los pacientes.

«¿El programa de tratamiento contra el SMT es un ejemplo de vis medicatrix naturae, o de la capacidad del cuerpo de curarse a sí mismo?»

Lo es en cierto sentido. Pero en otro, va más allá del proceso usual de autocuración, el cual siempre se activa cuando nos lesionamos o nos invaden sustancias tóxicas o agentes infecciosos. Es un ejemplo de la forma en que es posible revertir un tipo específico de trastorno físico, es decir, un proceso psicofisiológico. En el último capítulo de esta obra explicaremos ésta y otras interacciones que se dan entre la mente e el cuerpo. Éste es un tema que por fin está atrayendo la atención de los investigadores médicos.

5 Los diagnósticos tradicionales (convencionales)

Aunque para mí es una tarea desagradable, es necesario analizar el gran número de trastornos a los cuales se atribuye comúnmente el dolor de cuello, espalda y extremidades. El lector debe saber qué significan esos diagnósticos para quienes los emiten, para las diversas disciplinas que los tratan, y para las personas que los reciben.

Durante mis conferencias a los pacientes con SMT, insisto en que es muy importante saber qué es lo que induce el dolor y qué es lo que *no* lo causa, debido a que muchos de los diagnósticos que se describen a continuación provocan mucho miedo y, como vimos en capítulos anteriores, el miedo es el factor dominante en el empeoramiento y perpetuación del síndrome doloroso.

El estadounidense medio piensa que la parte baja de la espalda es una estructura frágil y vulnerable, que se lesiona con facilidad y que constantemente está en riesgo de volver a lastimarse. La frecuencia del dolor de espalda en la población se ha incrementado a medida que se ha propagado esa idea, por lo que actualmente solemos escuchar que un sorprendente 80 a 85% de los adultos tiene antecedentes de alguno de esos síndromes dolorosos. Las ideas sobre la vulnerabilidad de la espalda se basan, en gran medida, en los diagnósticos emitidos por los médicos. Palabras como *hernia, degeneración, deterioro* y *desintegración*, que se usan constantemente para referirse a la parte baja de la columna vertebral, provocan miedo y constituyen una explicación fácil para la «lesión» y el ataque de insoportable dolor. Además, existen docenas de prohibiciones y consejos que las personas aprenden en su interacción con los médicos y otros profesionales, y en ocasiones con la familia y amigos. Entre ellos tenemos los siguientes:

No se agache

No ande con los hombros caídos

No se siente en sillas suaves ni use colchones blandos

No arquee la espalda

No nade de crawl ni de pecho

No use tacones altos

Siempre que levante un peso, hágalo con la espalda recta

Correr es malo para la columna

Nunca corra en superficies duras

La debilidad de los músculos de la espalda es lo que provoca el dolor

Unos músculos abdominales fuertes nos protegen del dolor de espalda

Estírese siempre antes de hacer ejercicio

Si padece dolor de espalda, evite los deportes vigorosos

La anterior no es más que una lista parcial. Dado que el concepto fundamental acerca de la causa del dolor es erróneo, se ha generado un volumen monumental de desinformación que contribuye de manera importante a la severidad y la duración de los episodios dolorosos.

La verdad es que la espalda es una estructura robusta, totalmente capaz de llevarnos por la vida y mucho más. Es una parte que ejercitamos constantemente, dado que el simple hecho de estar erguidos y andar de aquí para allá exige que nuestros *músculos posturales* que, paradójicamente, son los únicos afectados por el SMT, estén siempre activos, manteniendo nuestro tronco erguido sobre las piernas y a nuestra cabeza sobre él. Y si damos una caminata vigorosa, si corremos o trotamos, esos músculos se ejercitan aún más. Sin duda, estos son los músculos más fuertes de nuestro cuerpo.

Cuando escucho que un deportista profesional, como un jugador de tenis, ha tenido que abandonar un torneo debido a que sufre dolor de espalda, me sorprende lo ingenuo que resulta afirmar que dicha persona tiene una espalda deficiente. Este tipo de trastornos era prácticamente desconocido hace treinta años en deportes como el tenis, el béisbol, el fútbol o el baloncesto. Se trata de una dolencia de aparición reciente.

Hace algunos años, atendí a una famosa deportista que sufría dolor en los mismos músculos que utilizaba para practicar su deporte. Por fortuna, comprendió de inmediato el concepto de SMT y su dolor desapareció muy pronto.

DIAGNÓSTICOS ESTRUCTURALES MÁS COMUNES

De acuerdo con mi experiencia, las anomalías estructurales pocas veces provocan el dolor de espalda. Esto no debe sorprendernos, ya que esta epidemia de dolor de espalda es muy reciente. De alguna forma, el género humano se las arregló para evolucionar durante más de un millón de años, pero si los diagnósticos estructurales son correctos, algo le ha ocurrido a la columna en el último periodo evolutivo, por lo que ha comenzado a deteriorarse.

Esta idea es insostenible. Podemos sospechar que las anomalías de la columna siempre han estado presentes pero nunca se las acusó de producir dolor, ya que no había ningún dolor de qué acusarlas. Hace cincuenta años, ese dolor no era muy común y, lo que es más importante, nadie lo tomaba en serio. La epidemia de dolor de espalda se debe al enorme incremento en la frecuencia del SMT durante los últimos treinta años e, irónicamente, el hecho de que la profesión médica no haya sido capaz de reconocerlo y diagnosticarlo ha sido un factor muy importante para ese incremento. En lugar de atribuirlo al SMT, el dolor se ha achacado principalmente a diversos defectos estructurales de la columna.

Es indispensable saber que casi todas las anomalías estructurales de la columna son inofensivas. Teniendo esto en mente, demos un vistazo a los diagnósticos convencionales más comunes.

La Hernia Discal

Si bien quienes padecen de dolor de espalda no son conscientes de ello, los estudiosos de la columna vertebral saben que el último disco intervertebral, que se encuentra entre la quinta vértebra lumbar y el sacro, presenta cierto grado de degeneración *en la mayoría de las personas de más de veinte años de edad.* Los discos intervertebrales son estructuras que se encuentran entre los cuerpos de los huesos espinales, y su función consiste en absorber los impactos recibidos por la columna. Dichas estructuras se encuentran firmemente unidas a la parte superior e inferior de los cuerpos vertebrales, de tal forma que no pueden «resbalarse». Se componen de una capa exterior dura y resistente que encierra un denso fluido, cuya función es absorber los impactos. Debido a la gran actividad realizada por el cuello y la parte baja de la espalda, los discos intervertebrales de esas partes comienzan a desgastarse a una edad temprana, en ocasiones alrededor de los veinte años, como he dicho anteriormente.

Aunque nadie sabe exactamente qué es lo que sucede, los discos se aplanan, lo que sugiere que el fluido en su interior se ha secado, o que ha formado una protuberancia en alguna parte debilitada, usualmente en la cara que da hacia la espalda. Este abultamiento en la pared del disco es lo que se conoce como *hernia discal.* Es algo similar a exprimir la pasta dental del tubo. En algunos casos, el fluido no forma dicho abultamiento, sino que sólo curva el disco. Todo esto puede verse mediante una tomografía informatizada o un estudio mediante resonancia magnética, que son notables técnicas de diagnóstico que muestran detalladamente los tejidos blandos. Las radiografías convencionales sólo muestran los huesos, a menos que se use algún material de contraste.

La pregunta importante es: «¿Cuál es el daño que produce esta protuberancia del disco?»

De acuerdo con la idea convencional, la «pasta dental» comprime un nervio espinal cercano, produciendo dolor. Si la hernia se encuentra entre la cuarta vértebra lumbar (L4) y L5, o entre L5 y el hueso sacro, el dolor se producirá en la pierna. Si la hernia se ubica en el cuello, producirá dolor en el brazo. El dolor de pierna usualmente se conoce como *ciática*.

De acuerdo con mi experiencia, la hernia discal intervertebral pocas veces es responsable del dolor o de cualquier otro síntoma neurológico. Esta es una opinión minoritaria, pero no soy el único que la sostiene. El Dr. Hubert Rosomoff, famoso neurocirujano y presidente de su área en la Facultad de Medicina de la Universidad de Miami, ha llegado a una conclusión similar, explicada en su artículo «¿Producen dolor las hernias discales?», publicado en *Advances in Pain Research and Therapy*, publicado por H. Fields, R. Dubner, F. Cervero y L. Jones (Nueva York, Raven Press, 1985). Este médico practicó la cirugía de espalda durante muchos años y aparentemente basa su conclusión en ciertas incongruencias observadas, así como en un hecho lógico de la patofisiología neurológica, según el cual la compresión continua de un nervio hace que éste deje de transmitir mensajes de dolor después de un corto periodo. El resultado es el adormecimiento. Entonces, ¿cómo puede la hernia discal causar un dolor continuo?

El Dr. Alf Nachemson, médico e investigador sueco muy respetado que estudió este problema durante años, en su artículo «La zona lumbar de la columna vertebral: un reto para la ortopedia», publicado en

1976 en *Spine* (vol. 1, p. 59), concluyó que, en la mayoría de los casos, la causa del dolor de espalda se desconoce y que casi todos ellos deberían ser tratados en forma no quirúrgica.

Mi conclusión de que la mayoría de las hernias discales son inofensivas se basa en diecisiete años de experiencia en el tratamiento de estos pacientes con un alto índice de éxito, lo cual hace pensar que el material protuberante no daña ninguna estructura; simplemente está ahí.

Se comenzó a sospechar la inocencia del pobre disco lesionado cuando se observó que con frecuencia no existía ninguna correlación entre lo que cabría esperar de una hernia discal y los resultados del historial clínico y el examen físico.

Por ejemplo, cierto estudio de diagnóstico (tomografía informatizada u obtención de imágenes por resonancia magnética) mostraba una hernia discal entre las vértebras L4 y L5. Una de las posibles consecuencias de ello sería la debilidad de los músculos que elevan el pie y sus dedos. Sin embargo, el examen reveló que existía debilidad no sólo en esos músculos, sino también en los de la parte posterior de la pierna, por los cuales no transita el nervio espinal que discurre por el espacio entre las vértebras L4 y L5. Por tanto, cuando descubrí en el examen que los músculos glúteos que se encuentran cerca del nervio ciático sufrían dolor al presionarlos, me resultó evidente que el trastorno nervioso no provenía de la región afectada por la hernia discal, sino del nervio ciático que recorre ambos grupos musculares. El siguiente historial ilustra lo anterior:

La paciente era una profesional de cuarenta y cuatro años de edad, que sufría dolores recurrentes en la parte baja de la espalda y en las piernas desde hacía quince años. Unos siete meses antes de acudir a la consulta, sufrió un severo ataque de dolor en la parte baja de la espalda y en la pierna derecha. También se quejaba de debilidad en dicha extremidad.

La tomografía informatizada mostró una pequeña hernia entre la quinta vértebra lumbar y el sacro, la cual debió haber surgido hacía mucho tiempo, ya que se había calcificado. No parecía capaz de provocar síntomas, pero ese era el diagnóstico. El dolor prosiguió durante los siguientes siete meses. La paciente estaba físicamente restringida debido a la debilidad de su pierna derecha.

En el examen que le practiqué, descubrí que el tendón del tobillo derecho carecía de reflejos y que los músculos de la pantorrilla eran débiles. Ambos hallazgos podían explicarse por la presión ejercida en el primer nervio sacro espinal (éste fue el diagnóstico del médico que atendió a la paciente), dado que ese nervio envía fibras motoras al músculo de la pantorrilla y pasa cerca del disco en cuestión. Sin embargo, exámenes posteriores demostraron que los músculos de la parte frontal de la pierna también eran débiles y que su movimiento de la punta del pie hacia arriba y hacia abajo era parcial. Esto no podía achacarse a la hernia discal, puesto que los nervios espinales que recorren esos músculos no pasan cerca de ella.

Por otra parte, todos estos hallazgos podían explicarse por la existencia de algún elemento que interfiriese con el funcionamiento normal del nervio ciático derecho, como suele observarse en el SMT. Ese nervio recibe derivaciones de los nervios lumbares 3, 4 y 5, y de los nervios sacros 1 y 2. Por tanto, cualquier cosa que afecte al nervio ciático, afectará también a las partes de la pierna recorrida por uno o más de esos nervios, como en el caso de esta paciente.

El examen que se le practicó también reveló sensibilidad a la presión en todos los músculos del glúteo derecho, que es donde se localiza el nervio ciático. Este y otros hallazgos característicos obtenidos en el examen físico determinaron el diagnóstico de SMT en el glúteo derecho y el nervio ciático. La hernia discal fue un hallazgo incidental sin importancia.

Tales discrepancias clínicas son comunes y hacen que me pregunte por qué casi nunca son descubiertas.

La fijación de los médicos con la hernia discal es tal, que el diagnóstico suele hacerse únicamente con base en los antecedentes de dolor simultáneo en la parte baja de la espalda, el glúteo y la pierna, e incluso si ésta no lo presenta, y sin realizar una tomografía informatizada o un estudio mediante resonancia magnética. Es imposible diagnosticar clínicamente una hernia discal, ni sólo con los rayos X, pues lo que éstos suelen mostrar es un estrechamiento del espacio del disco, generalmente en los dos últimos espacios intervertebrales. Como hemos visto, esta anomalía del último espacio intervertebral está presente en prácticamente todas las personas mayores de veinte años y significa que el disco ha degenerado, lo cual es una parte perfectamente normal del proceso de envejecimiento. Puede ser tentador, pero no es recomendable atribuir síntomas a los fenómenos normales del envejecimiento. Según mi experiencia, la degeneración de los discos intervertebrales no es más patológica que el encanecimiento del cabello o que las arrugas de la piel.

En las publicaciones médicas de años recientes han aparecido numerosos informes acerca de pacientes con hernias discales, sin antecedentes de dolor de espalda. Tales hernias fueron descubiertas involuntariamente en tomografías informatizadas o en exámenes mediante imágenes por resonancia magnética realizados para estudiar otras partes del cuerpo.

Para evaluar objetivamente el problema, debo mencionar que un estudio estadístico mostró una mayor frecuencia de antecedentes de dolor de espalda en las personas con anomalías en los discos intervertebrales. He tratado de conciliar estos hallazgos con la clara observación de que es el SMT, y no la patología de los discos, lo que provoca el dolor, y sólo he podido concluir que en el misterioso proceso mediante el cual el cerebro elige el lugar para manifestar el SMT, dicho órgano selecciona una área «anormal» (como una hernia discal) aunque esa aberración anatómica pueda no ser patológica.

Para documentar la gran cantidad de pacientes con hernia discal tratados con éxito durante un lapso de muchos años, en 1987 realizamos una encuesta de seguimiento. Un investigador asistente entrevistó telefónicamente a ciento nueve pacientes, cuyos nombres se seleccionaron al azar entre una gran población de pacientes examinados y tratados en un lapso de uno a tres años antes de dicha encuesta. En todos y cada uno de dichos casos, el dolor había sido atribuido a una hernia discal, la cual podía verse mediante una tomografía informatizada. Con base en sus antecedentes y en el examen médico, les diagnostiqué el SMT y todos ellos siguieron el programa de tratamiento usual. Los resultados fueron los siguientes:

Dolor mínimo o nulo, actividad física sin restricciones: ...   96   (88%)
Mejoría, cierto dolor, actividad física restringida: 11   (10%)
Sin cambios:....................................   2   (2%)

Se encontró que los dos pacientes que no mejoraron padecían problemas psicológicos severos y persistentes, y continúan recibiendo psicoterapia hasta el día de hoy.

Estas estadísticas hacen difícil tomar en serio a la hernia discal. Sin embargo, a cada uno de estos pacientes se le había previamente informado que esa era la causa de su dolor; a treinta y uno de ellos se les aconsejó someterse a cirugía; tres ya lo habían hecho y a la mayoría de los demás se le indicó que podría ser necesaria una operación quirúrgica si el tratamiento y los ejercicios fallaban.

El siguiente es otro historial. El paciente era un varón de veinticinco años de edad con antecedentes de dolor en la parte baja de la espalda y en la pierna derecha; dos meses antes de acudir a mi consulta, se le practicó un mielograma lumbar que mostraba una hernia discal. Se le recomendó suspender toda actividad física y someterse a una operación quirúrgica. Ambas recomendaciones serían apropiadas si el disco intervertebral fuese lo que provocaba el dolor. Dado que el paciente era un gran deportista (cuyos deportes favoritos eran el baloncesto y el *squash*), el diagnóstico lo había hundido. También le molestaba el hecho de que ya no podría «quemar» la tensión practicando

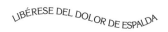

deportes vigorosos, pues se consideraba a sí mismo como una persona muy tensa.

Decidió no someterse a la cirugía y, con gran inquietud, continuó entrenándose en el gimnasio, e incluso jugaba al baloncesto de vez en cuando. Dado que su estado no mejoraba ni empeoraba, vivía con un constante temor a lastimarse gravemente.

El examen que le practiqué no reveló ninguna manifestación de daño nervioso en ninguna de sus piernas; no obstante, la prueba que consiste en levantar la pierna sin doblarla le causaba dolor en el glúteo derecho. Como es usual en el SMT, la presión manual le provocaba dolor en ambos glúteos, en ambos lados de la parte estrecha de la espalda, en la parte superior de ambos hombros y en los lados del cuello. Estos hallazgos indicaban que el dolor se debía al SMT y no a la hernia discal. El paciente aceptó el diagnóstico, participó en el programa de tratamiento y se libró del dolor en pocas semanas. Ahora han pasado cerca de doce años desde que acudió a mi consulta y continúa funcionando normalmente, con todo su vigoroso programa de ejercicio físico.

Estenosis de la médula espinal

En todo el tiempo que he trabajado con este padecimiento, he notado que el diagnóstico de *estenosis de la médula espinal* es uno de los más comunes cuando existe un dolor de espalda y no hay ninguna hernia discal a la cual culpar. Este diagnóstico se refiere a la estrechez del canal espinal, que en ocasiones es congénita, pero que en la mayoría de los casos es resultado del envejecimiento de los huesos de la columna. La acumulación ósea, que en algunos lugares se conoce como formación de osteofitos, hace que el canal se vuelva más estrecho.

Mi reacción ante esta anomalía se basa en mi experiencia con los pacientes. La mayoría de los que he atendido padecían SMT sin importar su edad, lo que me llevó a no tomar en cuenta el diagnóstico basado en los rayos X. Cuando se trata de una estenosis grave, es posible abrir quirúrgicamente el canal, pero he visto muy pocos casos de ese tipo.

Suelo aconsejar a mis pacientes, particularmente a los de la tercera edad, que acudan a ver un neurólogo para que éste estudie cuidadosamente la posibilidad de daño en las estructuras nerviosas. Si el cuadro neurológico es satisfactorio y el paciente presenta los signos clásicos del SMT, puedo proceder con confianza sin importar lo que muestren los rayos X.

Nervio pellizcado o pinzado

Uno de los diagnósticos más comunes después del de la hernia discal es el del nervio pinzado o pellizcado, el cual se emite usualmente cuando los pacientes presentan dolor en una parte del cuello, el hombro y la extremidad superior del mismo costado. Lo que supuestamente está pellizcado es un nervio cervical que atraviesa por una abertura (llamada foramen), formada por las vértebras cervicales contiguas. Lo que aparentemente provoca el «pellizco» es un osteofito (es decir, una acumulación ósea; ver el apartado anterior), o una hernia discal.

Este diagnóstico presenta muchos fallos, pues se basa en conceptos muy débiles. También en este caso, el problema lo constituye la necesidad de identificar una causa estructural, lo cual en ocasiones indica una preocupante falta de objetividad. Las siguientes observaciones ponen en tela de juicio el diagnóstico del nervio pellizcado o pinzado.

En primer lugar, los síntomas descritos suelen presentarse en adultos jóvenes que no muestran acumulaciones óseas ni hernias discales.

En segundo lugar, las acumulaciones óseas son extremadamente comunes y muchas de las personas que las tienen no sufren dolor. El número y el tamaño de estas formaciones se incrementa a medida que el individuo envejece, por lo que toda persona madura o anciana debería tener dolor de cuello y brazos debido a ellas, sin embargo no es así.

En tercer lugar, los neurorradiólogos (especialistas en rayos X sobre el sistema nervioso) nos dicen que las acumulaciones óseas deben estar obstruyendo el foramen para que el nervio quede comprimido, lo cual es algo que se observa sólo en casos muy raros.

En cuarto lugar, aquí ocurre lo mismo que con la hernia discal lumbar: la compresión persistente de un nervio produce adormecimiento (ausencia de dolor). Esto no tiene nada que ver con la sensación subjetiva de adormecimiento que algunos pacientes experimentan en un brazo o una pierna.

En quinto lugar, en las publicaciones médicas existen muchos informes acerca de grandes protuberancias en la columna vertebral, entre ellas tumores benignos, que en muchas ocasiones no producen dolor.

La mayoría de los pacientes con «nervio pellizcado o pinzado» padecen SMT en los músculos del cuello y hombros, particularmente en el trapecio superior y en las partes de los nervios cervicales *que no están en contacto con los huesos de la columna.* Cuatro nervios cervicales y el primer nervio torácico forman lo que se conoce como *plexo braquial,* que es una zona en la que estos haces nerviosos se reorganizan y se convierten en los nervios que recorren el brazo y la mano. Es muy probable que el plexo braquial esté involucrado en el proceso del SMT. Sin embargo, el hecho de que se trate de los nervios espinales, del plexo braquial o de ambos, es irrelevante, ya que no tratamos el padecimiento localmente, sino que lo atacamos en su lugar de origen: el cerebro.

El siguiente es un impresionante historial que nos enseña muchas lecciones. La paciente era una profesional madura que sufría dolor en el costado izquierdo del cuello, así como en el hombro y en el brazo izquierdo. Este dolor era particularmente severo en la muñeca. Con frecuencia, el dolor en dicha articulación la despertaba a medianoche. Por si esto fuera poco, un día se dio cuenta de que prácticamente había perdido la capacidad de movimiento de su hombro izquierdo, lo cual se conoce como «parálisis del hombro». Esta es una complicación común del dolor de hombro. Al parecer, los pacientes comienzan a limitar el movimiento de esa articulación, probablemente debido al dolor, sin darse cuenta de que no la están moviendo, y de repente notan que la capacidad de movimiento de la misma ha desaparecido. Al no tener un movimiento normal, la cápsula de la articulación se encoge, como lo haría cualquier coyuntura cuyo movimiento esté restringido. Además, la paciente me dijo que sufría una gran debilidad en la mano izquierda, hasta el punto en que era incapaz de sostener objetos.

A pesar de lo tétricos que parecen estos síntomas, sospeché que la paciente sufría de SMT, y el examen físico confirmó este diagnóstico. La paciente se mostró receptiva ante él. Había oído hablar del síndrome y su perfil psicológico encajaba perfectamente: estaba comprometida en extremo con su profesión, y era enormemente trabajadora y compulsiva en relación con sus responsabilidades.

Para mi vergüenza, los síntomas no respondieron al programa terapéutico usual. Por el contrario, continuaron manifestándose severamente durante muchas semanas. Pensé que podía haber algún padecimiento grave haciéndose pasar por SMT, por lo que envié a la apaciente a una consulta neurológica. Los resultados del examen físico y de todas las pruebas que se le practicaron fueron normales.

Después de muchas semanas, los síntomas comenzaron a ceder y, mientras tanto, la paciente y yo comenzamos a darnos cuenta de por qué habían surgido y por qué había comenzado a mejorar. El problema comenzó cuando se le informó que iba a perder a un miembro muy importante de su equipo de investigación. En preparación a este hecho, era necesario realizar una gran cantidad de trabajo, y la paciente temía esa pérdida, por lo que generó una gran cantidad de ansiedad y, sin duda, mucha ira hacia la forma tan desafortunada en que se habían producido estos acontecimientos. El subconsciente no es particularmente lógico acerca de cosas como ésta.

La desaparición total de los síntomas coincidió con la salida de la valiosa colega, lo cual sugiere que, una vez sucedido lo que tenía que suceder, el SMT dejó de ser necesario. La paciente recobró la capacidad de movimiento de su hombro sin necesidad de someterse a una terapia física.

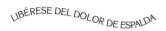

El suyo había sido un diagnóstico clásico de «nervio pinzado», con la particularidad de que no había tal cosa. Como lo demuestra claramente este caso, el SMT está al servicio de los fenómenos psicológicos. El hecho de atribuir los síntomas a una anomalía estructural es un lamentable error de diagnóstico.

Síndrome de las articulaciones intervertebrales

Estas articulaciones unen los huesos de la columna. Al igual que todas las coyunturas, están sujetas a desgaste y comienzan a parecer anormales a medida que envejecemos. Se cree que en algunos pacientes, estos cambios provocan dolor. Mi experiencia me indica que no es así.

Artritis vertebral

El término *artritis vertebral* generalmente se refiere a la *osteoartritis* o a la *osteoartrosis*. Ambos términos aluden a los cambios normales provocados por la edad, y de los cuales he hablado en párrafos anteriores. También se conocen como *espondilosis*. No he encontrado que estas situaciones sean patológicas, por lo que no pueden producir síntomas. La artritis reumatoide es algo completamente distinto. Se trata de un proceso inflamatorio que puede atacar a cualquier articulación de nuestro cuerpo y que siempre produce dolor.

Vértebra transicional

La *vértebra transicional* es una anomalía congénita en la que existe un hueso adicional en el extremo inferior de la columna, usualmente unido al hueso pélvico. Cuando coexiste con el dolor de espalda, generalmente se le atribuye.

Espina bífida oculta

La *espina bífida oculta* es otra anomalía congénita del extremo de la columna, en la que falta una parte del hueso. También en este caso, el dolor suele atribuirse erróneamente a este defecto.

Espondilolistesis

La *espondilolistesis* es una anomalía en la que dos vértebras, generalmente de la parte baja de la columna, no están correctamente alineadas entre sí, quedando una frente a la otra. En las radiografías se ve bastante amenazadora, pero he encontrado que es benigna. Desde luego, es posible que existan algunos casos de espondilolistesis maligna, pero hasta ahora no he visto ninguno.

En todos estos años he atendido casos bastante notables. Recuerdo a un hombre de casi sesenta años aquejado de un creciente dolor de espalda que le estaba arruinando la existencia. El paciente no podía practicar ningún deporte, lo cual echaba de menos, y describía su vida como «una tortura interminable». Se le había recomendado en repetidas ocasiones que se sometiera a una operación quirúrgica, pero el hombre tenía miedo, a pesar de lo desesperado de su situación.

El examen reveló que el paciente era un hombre extremadamente ansioso, aunque de apariencia muy sana. Sus piernas no mostraban ningún cambio neurológico, pero todos los músculos, desde el cuello hasta los glúteos, eran extremadamente sensibles a la presión. Era un caso clásico de SMT.

Para mí, este paciente representaba un dilema, pues tenía dos diagnósticos: espondilolistesis y SMT. Yo no tenía duda de que el dolor se debía al SMT, y el paciente decía que quería creerme, pero ¿y los médicos que le habían recomendado someterse a una operación quirúrgica? ¿Acaso podían estar equivocados? Sugerí que, dado que era evidente que padecía el SMT, debíamos tratar de liberarlo de él y ver qué sucedía.

Comenzamos el tratamiento usual y el dolor comenzó a disminuir. Cuatro semanas después de iniciar el programa, el paciente salió de vacaciones con su esposa y la vuelta informó que había estado completamente libre de dolor durante todo ese periodo. Cuando regresó a Nueva York y reanudó sus actividades normales, el dolor regresó, aunque en menor grado. No había ninguna duda respecto a su causa. El paciente continuó mejorando y tres meses después de su primera visita, pudo volver a practicar su deporte favorito.

El paciente me escribió en el primer aniversario de su primera consulta, diciéndome que todo seguía bien. Practicaba su deporte al nivel competitivo y consideraba que su recuperación había sido notable, dado que el tratamiento consistió únicamente en escuchar y aprender.

Sería incorrecto decir que la espondilolistesis nunca provoca dolor de espalda, pero hasta ahora, nunca he visto a ningún paciente cuyo dolor se deba a ese trastorno.

Entre 1976 y 1980, dos médicos israelíes, el Dr. A. Magora y el Dr. A. Schwartz, publicaron cuatro artículos médicos en el *Scandinavian Journal of Rehabilitation Medicine*, en los que informaron acerca de los resultados de sus estudios para determinar si ciertas anomalías en la columna vertebral provocaban dolor. Su método consistió en comparar radiografías de personas con antecedentes de dolor de espalda y sin ellos. Si las personas con dolor de espalda presentaran esas anomalías con mayor frecuencia, sería posible presumir que éstas fueran la causa del dolor de espalda.

Estos investigadores no encontraron ninguna diferencia estadística en la frecuencia con que la osteoartritis degenerativa, la vértebra transicional, la espina bífida oculta y la espondilosis se presentaban en ambos grupos. Hubo una pequeña diferencia estadística en el caso de la espondilolistesis. En otras palabras, no era posible atribuir el dolor de espalda a ninguno de estos trastornos, con la posible excepción de la espondilolistesis.

En 1953, el Dr. C. A. Splithoff, radiólogo estadounidense, realizó un estudio similar, publicado en el *Journal of the American Medical Association*. Este investigador comparó la frecuencia de nueve anomalías distintas del extremo inferior de la columna en personas con y sin dolor. Tampoco encontró ninguna diferencia estadística.

Estos estudios sugieren que las anomalías estructurales de la columna no suelen producir dolor de espalda.

La Escoliosis

La *escoliosis* se refiere a una curvatura anormal de la columna que se presenta comúnmente en mujeres adolescentes y suele persistir en la vida adulta. No sabemos cuál es su causa. Pocas veces provoca dolor a las adolescentes, pero comúnmente se le atribuye el dolor de espalda de los adultos. Aún no he encontrado ningún caso en que sea así. El siguiente es un caso característico.

La paciente era una mujer de alrededor de treinta años de edad, que había sufrido ataques recurrentes de dolor de espalda desde su adolescencia. Varios años antes de acudir a mi consulta, había experimentado un severo ataque en una época en la que debía hacerse cargo de sus hijos pequeños. Las radiografías mostraron una escoliosis leve, a la cual se atribuyó el dolor. Se le dijo que su dolor de espalda empeoraría gradualmente a medida que envejeciera. A pesar de este sombrío pronóstico, la paciente se recuperó del episodio y fue bastante bien hasta dos meses antes de venir a mi consulta, en que sufrió otro severo ataque. Me dijo que éste había comenzado mientras estaba agachada y «sintió que algo se rompía», lo cual, como vimos en páginas anteriores, es una de las descripciones más comunes del inicio del trastorno. La paciente estaba asustada, pues su tronco se hallaba inclinado hacia un costado.

Al registrar su historial clínico, observé que había tenido varios episodios de tendonitis en brazos y piernas, dolor ocasional en el cuello y los hombros, síntomas en el estómago y en el colon, fiebre de heno y cefaleas. Se trataba de la clásica paciente con SMT.

Los resultados del examen físico fueron normales excepto por la sensibilidad usual al palparle los músculos del cuello, hombros, espalda y glúteos.

La paciente aceptó el diagnóstico sin problemas, participó en el programa de tratamiento y pronto se libró del dolor. Posteriormente informó que no había tenido más ataques, que en ocasiones sentía dolores leves, pero que sabía que eran inofensivos, y que vivía la vida sin temor.

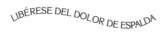
Resultó evidente que la escoliosis no era la causa del dolor, ya que ninguno de los elementos del tratamiento hizo nada para modificar dicho trastorno. Resulta igualmente claro que su personalidad la predisponía a sufrir diversos trastornos benignos, entre ellos el SMT.

Osteoartritis de la cadera

La *osteoartritis de la cadera* es bastante conocida entre los profanos debido a su frecuencia y al espectacular procedimiento quirúrgico con el que se reemplaza toda la articulación. Al paciente se le implanta una nueva cavidad glenoidea y un nuevo cóndilo (la cabeza del fémur). Este es, sin duda, uno de los grandes triunfos de la cirugía reconstructiva.

La anomalía que se corrige mediante esta operación es el crecimiento excesivo del hueso y el desgaste del cartílago de la articulación, lo que hace que ésta pierda amplitud de movimiento y se vuelva disfuncional. También se afirma que estas articulaciones osteoartríticas producen dolor, lo cual puede ser cierto en algunos casos. Sin embargo, es necesario tener cautela, ya que he atendido a varios pacientes cuyo dolor «de cadera» era una clara manifestación de SMT.

Recientemente atendí un caso así. La paciente era una mujer de alrededor de sesenta años que padecía dolor en la cadera. El estudio radiológico de dicha articulación mostró sólo un cambio osteoartrítico moderado (al que, sin embargo, se había atribuido el dolor), sin embargo el examen físico reveló la verdadera causa. La capacidad de movimiento de dicha articulación era perfectamente normal y la paciente no sufría dolor al levantar pesos apoyándose en esa pierna. El lugar del dolor se hallaba a unos cinco centímetros por arriba de la articulación y era sensible a la presión. Lo que la paciente sufría era una tendonalgia debida al SMT.

Con frecuencia, el dolor parte del glúteo o del nervio ciático afectado por el SMT. Puedo afirmar lo anterior con cierta confianza, ya que cuando doy tratamiento a ese tipo de pacientes, su dolor desaparece.

No afirmo que esto sea así invariablemente, sino simplemente que debemos estar alerta ante la posibilidad de que el dolor en la cadera no siempre se deba a una degeneración articular.

Condromalacia

La condromalacia es un trastorno en el que la parte interior de la rótula se vuelve áspera. Ello puede verse por medio de rayos X, y sin duda, ésta es la razón por la cual suele atribuírsele el dolor de rodilla. A diferencia de lo que hemos dicho acerca de la osteoartritis de la cadera, mi experiencia me indica que este trastorno nunca provoca dolor. Invariablemente, los exámenes revelan manifestaciones de tendonalgia debida a SMT en uno o más de los muchos tendones y ligamentos que rodean a la rodilla. En estos casos, el dolor no es un «dolor de rodilla» propiamente dicho, pues se genera fuera de ésta.

Espolones

La existencia de los espolones suele demostrarse mediante un estudio radiológico. Universalmente se les atribuye el dolor del talón. No obstante, según mi experiencia, el espolón no produce síntomas y el dolor usualmente se debe al SMT.

Trastornos del tejido blando: fibromialgia (fibrositis, miofibrositis, miofascitis)

El reumatismo muscular, los dolores y molestias crónicos, el sueño intranquilo y la rigidez matutina afectan a varios millones de personas en Estados Unidos, generalmente a mujeres de entre veinte y cincuenta años de edad. Estos síntomas suelen ser diagnosticados como *fibromialgia*. Se dice que este diagnóstico es correcto sólo en un reducido porcentaje de pacientes y que, al no encontrar ninguna anomalía en el laboratorio, algunos médicos concluyen que se trata de un padecimiento «psicógeno».

A pesar de que la fibromialgia se diagnostica cada vez con mayor frecuencia, la causa de este padecimiento sigue siendo desconocida. Los médicos aconsejan al paciente que no se preocupe, ya que el trastorno no es «psicógeno» (lo he puesto entre comillas pues, obviamente, se trata de un término inadecuado) y que no es degenerativo ni deformador.

Desde hace muchos años, tengo muy claro que este trastorno es una de las muchas variantes del SMT. Por lo tanto, si bien no es deformador ni degenerativo, ciertamente sí es psicógeno, dado que este término designa los procesos físicos inducidos por factores emocionales. Sin embargo, como hemos dicho tantas veces en este libro, muchos médicos tienen una incapacidad visceral para aceptar un concepto como éste. El término «psicógeno» es una palabra que sirve para designar a algo cuya verdadera naturaleza se ignora. Estos médicos no pueden concebir la posibilidad de que las emociones produzcan cambios en el organismo.

Los médicos admiten con frecuencia que no están seguros de cuál es la causa de la fibromialgia (SMT); sin embargo, en las pruebas de laboratorio se ha identificado una anomalía característica de este trastorno: la privación de oxígeno, exactamente como se explica en el capítulo acerca de la fisiología del SMT (página 45).

El problema consiste en que, habiendo identificado una alteración fisiológica, los médicos ignoran qué hacer con la información de que disponen, a pesar de que tratan a toda costa de explicarla en términos físicos y químicos. Con erudición admirable, traen a colación todo lo que se sabe acerca de la física y la química del músculo, y con toda esa información construyen una elaborada hipótesis etiológica, pero el paciente continúa sufriendo el dolor.

La fibromialgia y el SMT son una misma cosa. En todos estos años, he atendido y tratado a cientos de pacientes con esos síntomas. Como hemos dicho, este tipo personas sufren más que el paciente con SMT promedio y suelen necesitar psicoterapia.

Bursitis

Las *bursas* o bolsas serosas son estructuras encargadas de proteger al hueso en las partes en las que está sometido a grandes presiones. Existen dos puntos en los que el dolor suele atribuirse a la inflamación de estas bolsas: los hombros y la cadera. Médicamente, este trastorno recibe el nombre de *bursitis acromial* o *bursitis trocantérica*, dependiendo del lugar al que afecte.

El hombro es una articulación complicada y hay muchas cosas que pueden afectarlo y causar dolor. Generalmente encuentro que la estructura que produce el dolor es un tendón que pasa por encima de la bolsa serosa en el lugar en el que aquél se une al hueso (acromión) o cerca de él. Por lo tanto, la causa del dolor es una tendonalgia y no la bursitis. Al igual que la mayoría de las tendonalgias, ésta se debe al SMT. Por lo tanto, en muchos casos de SMT, en los que el dolor se atribuye a una bursitis subacromial, la anatomía y la patofisiología son erróneas.

Del mismo modo, el dolor que se experimenta alrededor de lo que podríamos llamar la punta de la cadera (el trocánter) es atribuido usualmente a la bursitis, sin embargo, según mi experiencia, ésta también es una tendonalgia provocada por el SMT.

Las manifestaciones tendinosas del SMT se describen con detalle en otras secciones del libro por lo que aquí las voy a tratar muy brevemente.

Tendonitis

En el grupo de trastornos conocidos como *tendonitis*, el tendón es correctamente identificado como la parte que produce el dolor, pero la razón que se da es incorrecta. La explicación anatómica es adecuada, pero el diagnóstico es erróneo. Generalmente se supone que el tendón dolorido está inflamado por exceso de uso, por lo que el tratamiento consiste en inmovilizar y hacer descansar esa parte, o en inyectarle un esteroide (cortisona). Con frecuencia, el alivio es sólo temporal.

Hace muchos años, tuve la sospecha de que la tendonitis (llamada más propiamente tendonalgia) podía ser parte del SMT, cuando un paciente me informó que el tratamiento no sólo lo había liberado del dolor de espalda, sino que también el codo había dejado de dolerle. Hice la prueba y descubrí que, de hecho, podía curar también la mayoría de las tendonalgias. Actualmente considero que los tendones y ligamentos constituyen el tercer tipo de tejido afectado por el SMT.

Los puntos comúnmente aquejados por las tendonalgias son los hombros, los codos, las muñecas, la cadera, las rodillas, los tobillos y los pies.

Coccidinia

El término *coccidinia* se refiere al dolor experimentado en el pliegue que divide los glúteos. Generalmente se supone que el extremo inferior del hueso, es decir, el cóccix, es el origen del dolor, a pesar de que es muy claro que el área afectada suele ser la parte inferior del sacro. Sea en el cóccix o en el sacro, el síntoma constituye un misterio para el médico que hace el diagnóstico, dado que las pruebas radiológicas no revelan ninguna anomalía. Generalmente, los pacientes relacionan los síntomas con alguna caída fuerte, casi siempre ocurrida en un pasado distante.

La coccidinia es una manifestación frecuente del SMT y probablemente se trata de una tendonalgia, ya que tanto el sacro como el cóccix tienen músculos unidos en toda su longitud. La prueba de esto es que el dolor desaparece con el tratamiento verbal para el SMT.

Neuroma

Es otra tendonalgia producida por el SMT, y que se atribuye a otras causas; se ubica en la parte anterior de la base del pie. El dolor suele producirse en la región del metatarso y con frecuencia se imputa a un *neuroma*, que es un tumor benigno. El dolor desaparece al aplicar el tratamiento contra el SMT.

Fascitis plantar

El dolor de la *fascitis plantar* se localiza en la parte inferior del pie, a lo largo del arco. Aunque suelen ser poco precisos en cuanto a la causa, los médicos atribuyen el dolor a una inflamación. Usualmente, el área es muy sensible al tacto y parece ser una clara manifestación del SMT.

Mononeuritis múltiple

La *mononeuritis múltiple* es otro diagnóstico descriptivo para un padecimiento cuya causa se desconoce. Se refiere a síntomas nerviosos que parecen afectar a muchos nervios siguiendo un patrón aleatorio. Puede presentarse con la diabetes, pero existen muchas personas que lo padecen sin ser diabéticas. En mi opinión, este padecimiento es un ejemplo de una neuralgia producida por SMT, ya que tiende a afectar a una gran cantidad de músculos y nervios diferentes del cuello, hombros y espalda.

Síndrome de la articulación temporomandibular (SATM)

El *síndrome de la articulación temporomandibular* es un padecimiento doloroso muy común que se produce en el rostro, y que se ha atribuido generalmente a una patología de la articulación de la mandíbula (articulación temporomandibular) y, por tanto, su tratamiento se ha dejado en manos de los odontólogos. Nunca he tratado este trastorno, pero me inclino a pensar que su causa es similar a la del dolor de cabeza provocado por tensión y a la del SMT. Los pacientes con SMT que acuden a mi consulta quejándose de dolor de hombros y espalda suelen tener antecedentes de SATM y el músculo de la mandíbula presenta sensibilidad al tacto, al igual que los músculos de los hombros, espalda y glúteos.

Inflamación

Es necesario hablar de la *inflamación,* pues es la explicación que se da en muchos casos de dolor de la parte alta o baja de la espalda, y sirve de base para recetar medicamentos esteroideos (cortisona) y no esteroideos (como el ibuprofen). Debido a la magnitud que el problema del dolor de espalda tiene, estas substancias se usan con mucha frecuencia.

Dada mi experiencia en el diagnóstico y tratamiento del SMT, me resulta evidente que el origen del dolor no son las estructuras de la columna vertebral ni la inflamación. Los procesos inflamatorios son una reacción automática a una enfermedad o lesión; básicamente se trata de un proceso protector y curativo. La inflamación es una reacción ante una invasión de virus o bacterias.

Si esa es la causa del proceso inflamatorio, ¿qué sucede entonces en la espalda? ¿Es la reacción a una infección, a una lesión, o a qué? Hasta ahora nunca se ha dado una respuesta satisfactoria y apoyada en bases científicas. En este libro sugiero que el origen del dolor es la privación de oxígeno y no la inflamación. Al menos, esta idea está basada en los estudios reumatológicos sobre la fibromialgia.

Torceduras y tirones

El término *torcedura* debería usarse sólo en circunstancias muy específicas de lesiones leves, como las torceduras de tobillo. No estoy seguro de lo que se supone debe ser un tirón. Por desgracia, ambos términos se usan con frecuencia cuando el síntoma es una manifestación del SMT.

Habiendo explicado brevemente los diagnósticos tradicionales para el dolor de espalda, veamos ahora cuáles son los tratamientos convencionales.

6 Los tratamientos tradicionales (convencionales)

En un capítulo que escribí para un libro de texto sobre el dolor de espalda, afirmaba que el eclecticismo terapéutico a la hora de realizar un diagnóstico es un signo de incompetencia. El hecho de que existan tantos tratamientos para los síndromes comunes de dolor en el cuello, hombros y espalda, sugiere que los médicos que emiten el diagnóstico no están verdaderamente seguros de cuál es el problema. Desde luego, el paciente siempre recibe un diagnóstico, generalmente de tipo estructural, pero el tratamiento posterior, ya se trate de medicamentos, terapias físicas de diversos tipos, manipulación, tracción, acupuntura, biorretroalimentación, estimulación transcutánea de los nervios o cirugía (muchos de los cuales son tratamientos sintomáticos), sugiere que los diagnósticos están apoyados en bases poco firmes.

Las personas con SMT necesitan conocer estos tratamientos, de manera que puedan entender por qué responden o no a los mismos o por qué sólo les proporcionan un alivio parcial o temporal.

Pensando cómo abordar el tema, se me ocurrió que la mejor manera sería considerar cada modalidad de tratamiento desde el punto de vista de su propósito. Desde luego, todos los tratamientos están

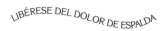

encaminados a aliviar el dolor, pero lo importante es cómo. ¿Cuál es el fundamento de cada tratamiento? Antes de hablar de esto, revisemos nuevamente la cuestión del efecto placebo, ya que la misma es muy importante en cualquier exposición relacionada con tratamientos.

EL EFECTO PLACEBO

Un *placebo* es cualquier tratamiento que produce un resultado terapéutico positivo, a pesar de no poseer ningún valor curativo intrínseco. Las píldoras de azúcar son un ejemplo clásico. Es evidente que el resultado positivo debe atribuirse a la capacidad de la mente para manipular a los diferentes órganos y sistemas del cuerpo. Para lograrlo, la mente debe creer en la eficacia del tratamiento, del médico o de ambos. El concepto clave es creer. El paciente debe tener una fe ciega. Y si la tiene, los resultados pueden ser muy impresionantes. Veamos el siguiente caso, publicado por el Dr. Bruno Klopfer en 1957.

El paciente era de un hombre con cáncer fulminante en los nodos linfáticos, quien convenció a su médico de tratarlo con un medicamento llamado Krebiozen. El hombre se recuperó milagrosamente y sus numerosos tumores desaparecieron. Siguió su vida normal sin ningún problema hasta que escuchó en los noticiarios un informe acerca de la ineficacia del Krebiozen. En ese momento volvió al mismo estado desesperado en el que se encontraba antes de iniciar el tratamiento con Krebiozen.

Impresionado con su reacción ante el tratamiento, el médico le dijo que le aplicaría inyecciones de una fórmula más poderosa de Krebiozen, pero esta vez usó sólo agua destilada. Una vez más, el paciente reaccionó en forma notable y sus tumores se desvanecieron. Cuando la Asociación Médica Estadounidense anunció de manera oficial que el Krebiozen no tenía ninguna utilidad, el hombre volvió a contraer los tumores y murió poco después.

Este caso demuestra claramente que el placebo actúa en el cuerpo, y no en la imaginación. El placebo provocó una vigorosa reacción del sistema inmunológico, que fue capaz de destruir los tumores.

Con base en la impresión de que una gran parte de los síndromes dolorosos que atiendo se deben al SMT, debo concluir que los resultados beneficiosos que se obtienen con la mayoría de los tratamientos se deben al efecto placebo.

Tratamientos para hacer descansar la parte dañada

Si el dolor de un paciente concreto es en verdad resultado de una lesión, si alguna estructura ha sufrido un traumatismo y si se requiere un periodo de curación, los tratamientos diseñados para hacer descansar la parte dañada son perfectamente lógicos. Entre ellos se encuentran el reposo en cama, el uso de la tracción lumbar (cuyo verdadero objetivo es hacer que el paciente permanezca en reposo, ya que los pesos utilizados no son capaces de separar los huesos de la columna mediante el arrastre), las restricciones en la actividad física y el uso de collarines cervicales, corsés lumbares o bragueros. El reposo en se prescribe de manera casi universal a los pacientes que sufren de una hernia de disco.

Sin embargo, si no existe ninguna anomalía estructural, es decir, si la persona padece SMT, este razonamiento no es válido. No sólo carecen de valor esas prescripciones, sino que contribuyen a intensificar el problema al sugerir al paciente que su padecimiento es lo suficientemente peligroso como para requerir una inmovilización total. Como se vio en el capítulo relacionado con el tratamiento, la percepción de que el trastorno se debe a una causa física y no emocional es capaz de perpetuar los síntomas.

Los collarines y corsés usados son un tanto ridículos, pues no sirven para inmovilizar la parte a la que están sujetos. Cuando alguna persona afirma que se siente mejor al usarlos o se ha vuelto dependiente de ellos, pienso inmediatamente que se trata del efecto placebo.

Tratamientos para aliviar el dolor

El objetivo de todos los tratamientos es la desaparición del dolor, pero los tratamientos analgésicos están encaminados a eliminar el dolor *per se*. Por lo general, son terapias sintomáticas y, por tanto, constituyen una práctica médica deficiente, a menos que se administren con propósitos humanitarios. El uso de la morfina, el Demerol u otros analgésicos potentes ciertamente está justificado cuando el paciente sufre un dolor intolerable, pero no si se usa como tratamiento definitivo.

La *acupuntura* parece funcionar como un anestésico local. En otras palabras, bloquea la transmisión de impulsos nerviosos de dolor hacia el cerebro. Si un médico trata una enfermedad crónica en la cual no puede esperarse que el dolor desaparezca, la acupuntura constituye un tratamiento adecuado. Este método puede proporcionar un alivio temporal al paciente con dolor de espalda típico, pero no resuelve el proceso interno, que es la causa del dolor.

Los *bloqueadores nerviosos* se usan ampliamente en todo Estados Unidos, especialmente en los casos de dolor severo e intratable. El proceso consiste en inyectar un anestésico local, el cual actúa básicamente como la acupuntura. Por lo tanto, las críticas a este proceso como tratamiento para el dolor de espalda son esencialmente las mismas.

La *estimulación transcutánea de los nervios (ETN)* se realiza mediante choques eléctricos leves que se administran en el área afectada, con el objeto de aliviar el dolor. Generalmente los electrodos se adhieren a la parte aquejada y el paciente puede activar el choque a voluntad. Acerca de este tratamiento podemos decir lo mismo que en los dos casos anteriores. Sin embargo, existe la posibilidad de que éste no sea más que un placebo. En 1978, un grupo de investigadores de la Clínica Mayo publicó un estudio en el que se demostraba que un placebo funcionaba igualmente bien que el tratamiento a base de choques eléctricos [G. Thorsteinsson, H. H. Stonnington, G. K. Stillwell y L. R. Elveback, *The Placebo Effect of Transcutaneous Electrical Stimulation* (*El efecto placebo de la estimulación transcutánea mediante impulsos eléctricos*), *Pain*, Vol. 5, p. 31].

En los casos en los que cualquiera de estos tratamientos produce un alivio prolongado, debemos sospechar que se trata de un efecto placebo. No puede haber otra explicación, ya que dichos tratamientos no atacan la causa fundamental del problema.

Tratamientos que favorecen la relajación

Yo preguntaría lo siguiente a quienes prescriben los tratamientos de relajación: «¿Para qué? ¿Cuál es el propósito de hacer que la persona se relaje? ¿Qué esperan lograr?»

En lo relacionado con el alivio del dolor, existen muchos rumores acerca de este tema. Incuestionablemente, una persona tranquila y relajada experimenta menos dolor, pero éste también es un tratamiento sintomático en el que no se combate el trastorno fundamental. ¿Y cuánto tiempo puede dedicarle cada día una persona a realizar los ejercicios de relajación? Yo digo a mis pacientes que la relajación y la meditación no hacen daño, pero que nadie puede depender de ellas indefinidamente para aliviar el dolor.

La función específica de la biorretroalimentación en el alivio del dolor es favorecer la relajación muscular. El procedimiento usual consiste en colocar pequeños electrodos en los músculos de la frente, cuya actividad eléctrica (que es un reflejo de la actividad muscular) se registra en una pantalla o dial. Posteriormente, se enseña al sujeto a reducir la lectura del dial, lo que significa que el músculo se ha relajado. Esto, a su vez, genera una relajación refleja de los músculos de otras partes del cuerpo.

Yo nunca prescribo la biorretroalimentación, pues su finalidad es simplemente tratar el síntoma.

Tratamientos para corregir una anomalía estructural

Probablemente el tratamiento más común de cuantos se utilizan para corregir una anomalía estructural sea la *manipulación*. La anomalía en la que se usa esta técnica es la alineación deficiente de los huesos de la columna, y su propósito es alinear correctamente esas partes. Yo no creo que exista tal anomalía, y si así fuera, no creo que pudiera corregirse mediante la manipulación. En ocasiones se produce un notable alivio del dolor después de una manipulación, lo que sugiere que la persona manifiesta una buena reacción de placebo. Los pacientes suelen recurrir con regularidad a ese tipo de tratamientos. Por esa razón, es probable que su reacción sea de tipo placebo, la cual se caracteriza por ser temporal.

Si bien no es tan común como la manipulación, la *cirugía* para retirar el material intervertebral generado también se utiliza con frecuencia. Sin lugar a dudas, en ocasiones es indispensable realizar ese tipo de procedimientos. Sin embargo, tengo la impresión, basada en mi experiencia con pacientes que padecen hernia de disco, de que ese material intervertebral casi nunca es responsable del dolor. No hace falta decir que los cirujanos que practican esas operaciones lo hacen con la sincera convicción de que están retirando una sustancia dañina; tal es el concepto que rige la decisión de practicar la cirugía, el cual es compartido por muchos médicos. Sin embargo, mi experiencia terapéutica me obliga a decir que la cirugía puede producir en ocasiones un resultado favorable debido al efecto placebo. La potencia del placebo, es decir, su capacidad de lograr un resultado positivo y permanente, se mide por la impresión que deja en la mente de la persona. A esto se debe que la cirugía sea un placebo tan poderoso.

Este hecho fue puesto a consideración del mundo médico en 1961 («Surgery as a Placebo» (La cirugía como placebo), *Journal of the American Medical Association,* Vol. 176, p. 1102) por Henry Beecher, el mismo investigador que informó acerca de las reacciones de los soldados heridos en batalla (véase el capítulo 7, en el que se explica la relación mente-cuerpo). Dudamos al impugnar el valor de la cirugía, pero existe una considerable cantidad de pruebas circunstanciales de su fracaso en muchos casos. Como se ha venido afirmando en toda esta obra, el SMT, y no la hernia de disco, parece ser la causa del dolor en una gran cantidad de casos. Por tanto, la extirpación del material del disco intervertebral no ataca el problema fundamental.

Existe otro tratamiento, que puede ser considerado como pseudoquirúrgico, ya que su objetivo es retirar el material de la hernia de disco, al igual que la cirugía. La *quimopapaína* es una enzima que puede inyectarse directamente en el material intervertebral generado, con el propósito de digerirlo (disolverlo). Este procedimiento es menos invasivo que una operación quirúrgica, pero pueden hacérsele las mismas críticas que a ésta, dado que el material de la hernia puede no ser la causa del dolor. Además, en las publicaciones médicas se ha informado acerca de reacciones severas provocadas por esta enzima.

La *tracción cervical*, que es capaz de separar ligeramente los huesos cervicales, es otro método para corregir una anomalía estructural. En este caso, el procedimiento se utiliza para alargar los forámenes cervicales. Estos forámenes son los agujeros formados por cada par de huesos espinales, a través de los cuales discurren los nervios de la columna. La idea es agrandar esos agujeros de tal forma que los nervios no sean «pellizcados». Sin embargo, como hemos dicho anteriormente, el concepto del nervio «pellizcado» suele ser erróneo, por lo que este procedimiento resulta excesivo.

Tratamientos para fortalecer los músculos

Durante años, la doctrina de fortalecer los músculos de la espalda y el abdomen para proteger a la primera o aliviar el dolor ha sido predicada a todo lo largo y ancho del mundo. Esta idea errónea está muy arraigada en la mente de los estadounidenses. En la YMCA se enseñan programas de acondicionamiento físico, cientos de médicos prescriben ejercicios, y los pacientes reciben entrenamiento por parte de una gran variedad de terapeutas.

La práctica de esos ejercicios y el fortalecimiento de esos músculos no es nada malo; al contrario, es algo muy positivo (yo mismo los practico). Pero, como les digo a mis pacientes, tales prácticas no eliminarán su dolor ni los protegerán del mismo, y si lo hacen, se tratará de un efecto placebo.

¿Y qué el uso del ejercicio para sentirse bien, para perder el miedo a la actividad física? Esa es otra historia. Este es un uso inmejorable del ejercicio.

El Dr. Hubert Rosomoff, a quien mencionamos en relación con su repudio de la importancia de la patología de los discos intervertebrales, posee un amplio y exitoso programa de tratamiento conservador de los síndromes dolorosos, impartido en asociación con la Facultad de Medicina de Miami, Florida. Según todos los informes al respecto, su programa de actividad física es tan vigoroso como riguroso. Sin embargo, opino que, si bien sus pacientes mejoran y adquieren mayor funcionalidad, muchos de ellos continúan sintiendo dolor. Desde mi punto de vista, esto es inevitable, pues la causa fundamental del trastorno no ha sido identificada ni atacada.

Sólo en pocas ocasiones envío a un paciente a que vea un terapeuta físico, y y aun en esos casos, lo hago con el objeto de ayudarlo a vencer el miedo y el rechazo al ejercicio físico.

Tratamientos para incrementar la circulación local de sangre

Existen varios tratamientos físicos que incrementan el flujo sanguíneo en un área determinada aumentando la temperatura del tejido. Por ejemplo, es posible generar calor dentro del músculo mediante el uso de *radiación de onda corta o ultrasónica*. El *masaje profundo* y el *ejercicio activo* producen el mismo efecto. Contra lo que cabría esperar, la aplicación de una *bolsa caliente* no incrementa la circulación de la sangre debido a que el calor no penetra en la piel y, por tanto, no alcanza al músculo. Paradójicamente, la aplicación de una *bolsa de hielo* sí es capaz de incrementar el flujo sanguíneo al estimular una reacción refleja al frío.

Pero ¿qué es lo que se logra con esto? A menos que el dolor sea provocado por una reducción del flujo sanguíneo o de la oxigenación, producida por algún otro mecanismo, el incremento en la cantidad de oxígeno disponible carece de valor.

Como sabe el lector, mi hipótesis, apoyada por la investigación reumatológica, es que la privación de oxígeno es precisamente el mecanismo utilizado por el dolor muscular debido al SMT. Sin embargo, yo no uso esas modalidades terapéuticas, ya que son de carácter físico y su utilidad suele ser temporal. El razonamiento de esta decisión se explica ampliamente en el capítulo dedicado al tratamiento del SMT.

La aplicación de bolsas calientes o frías, el uso de la radiación (actualmente suele usarse principalmente la radiación ultrasónica), el masaje profundo y superficial y el ejercicio activo se usan ampliamente en el tratamiento de los síndromes dolorosos, casi sin tener en cuenta las causas probables de los mismos. Por ejemplo, un médico puede diagnosticar una hernia discal y decidir que la cirugía no es adecuada. En un caso así, si el dolor persiste tras un periodo de reposo en cama, suele prescribirse algún tipo de terapia física, que usualmente consiste en calor profundo, masaje y ejercicio. Es difícil entender qué es lo que se pretende con esto, ya que ello no modificará la situación anatómica del disco afectado. Únicamente incrementará en forma temporal el flujo sanguíneo y quizás tonifique los músculos, pero todo ello ¿para qué?

Dado que hace muchos años yo prescribí ese tipo de tratamiento quizás en cientos de ocasiones, debo confesar que el razonamiento que lo respaldaba casi nunca era claro y que tenía mucho de ilusorio: «Hagamos algo y quizás el dolor desaparezca», «Fortalezcamos los músculos del abdomen y de la espalda para dar apoyo a la columna», «Relajemos los músculos», etc.

Si el terapeuta físico era particularmente talentoso, los resultados solían ser muy buenos. Sin embargo, esa era otra manifestación del efecto placebo, lo que significaba que el resultado no sería permanente. No obstante, si el terapeuta seguía estando a la disposición del paciente, otra ronda de terapia aliviaría el dolor durante unos meses o semanas más. Pero el paciente seguía viviendo una vida circunscrita

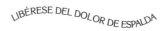

por prohibiciones, recomendaciones, y el omnipresente miedo a un nuevo episodio de dolor.

Tratamientos para combatir la inflamación

Mi respuesta inmediata a cualquier tratamiento para combatir la inflación es «¿Qué inflamación?» Hasta donde yo sé, nadie ha demostrado la existencia de un proceso inflamatorio en ningún síndrome de dolor de espalda, y sin embargo, se utilizan enormes cantidades de medicamentos aintiinflamatorios esteroideos y no esteroideos, tanto por prescripción médica como sin ella. Es un poco difícil juzgar la eficacia de estos medicamentos, debido a que la mayoría posee también propiedades analgésicas. Dado que no hay inflamación en el SMT, debemos suponer que el mejoramiento producido por estos tratamientos se debe a la función analgésica o al efecto placebo.

Lo anterior tiene una excepción. Los esteroides (medicamentos a base de cortisona) reducen o eliminan temporalmente los síntomas del SMT en muchos pacientes. Ignoro el cómo y el por qué de esto. Al atender a estos pacientes cuando tienen un nuevo episodio de dolor, me doy cuenta que padecen SMT. Generalmente reaccionan al tratamiento mostrando una resolución permanente de sus síntomas.

TRATAMIENTO DEL DOLOR CRÓNICO

Hacia el final del capítulo 4, en el que se estudia el tratamiento del SMT, se describe un programa ampliamente usado en todo Estados Unidos para tratar el *dolor crónico*. Vale la pena repetir que el tratamiento del dolor no es un procedimiento médicamente válido. El dolor es un síntoma, como la fiebre. Ha sido elevado a la categoría de trastorno con base en la hipótesis de que ciertos factores psicológicos hacen que el paciente exagere el dolor. Como se mencionó antes, esta teoría exige admitir la presencia continua de una causa estructural para el dolor, la cual se exagera.

De acuerdo con mi experiencia, en los síndromes dolorosos leves y severos, lo mismo que en los agudos y crónicos, los responsables del dolor de la mayoría de los pacientes son los cambios fisiológicos provocados por el SMT, y no una anomalía estructural. Dichas alteraciones fisiológicas producen dolor y otros síntomas. El hecho de tratar esos síntomas no es más inteligente que tratar la fiebre de un paciente con neumonía neumocóccica.

¿De dónde proviene esta nueva teoría? El problema se originó debido a que los médicos no han diagnosticado adecuadamente la causa del dolor. Entonces, cuando éste se volvió severo, crónico e incapacitante, alzaron las manos y esperaron que alguien los librase de la carga que supone la atención de estos pacientes. Los médicos se alegraron de poder delegar esa responsabilidad cuando los psicólogos conductistas expusieron la teoría de que las necesidades psicológicas han creado un nuevo trastorno, al que llamaron dolor crónico. El dolor fue elevado a la categoría de enfermedad con la anuencia de la profesión psicológica cuando los frustrados médicos renunciaron a su función en la emisión del diagnóstico.

El dolor es, ha sido y siempre será un síntoma. Si se vuelve severo y crónico, ello se debe a que su causa es severa y no ha sido identificada. El carácter crónico de los síndromes dolorosos se debe a la emisión de un diagnóstico inadecuado. El siguiente caso demuestra lo anterior y, al mismo tiempo, es una conclusión apropiada para el presente capítulo.

La paciente era una dama madura con hijos adultos. Antes de acudir a mi consulta, había pasado dos años prácticamente en cama. Esta mujer había sufrido dolor de la parte baja de la espalda y en las piernas durante años, había sido intervenida quirúrgicamente en dos ocasiones y se había deteriorado en tal grado, que su vida se desarrollaba casi por completo en su dormitorio.

La paciente fue hospitalizada, pero no se encontró ninguna prueba de algún problema estructural continuo. Lo que sí encontramos fueron severas manifestaciones de SMT. Y dado que la evaluación psicológica reveló que había sufrido terribles abusos sexuales y psicológicos en su niñez, no es de sorprender que ella estuviese furiosa, por decir lo menos, y que no fuera consciente de ello. La paciente era una mujer agradable y maternal, del tipo de personas que automáticamente reprimen la ira. Por ello, dicha emoción se enconó en su interior durante años, siempre vigilada por el severo síndrome doloroso.

Su recuperación fue difícil, debido a que, a medida que iban surgiendo los detalles de su vida y ella comenzaba a reconocer su furia, la paciente experimentaba diversos síntomas físicos (cardiocircultaorios, gastrointestinales y alérgicos) pero el dolor comenzó a ceder. La terapia individual y en grupo fue muy intensa. Por fortuna, la paciente era una mujer muy inteligente, por lo que entendió rápidamente los conceptos del SMT. Conforme el dolor se reducía, el personal le ayudaba a adquirir mayor movilidad. Catorce semanas después de su admisión, la paciente regresó a casa esencialmente libre de dolor y lista para reanudar su vida.

Esta mujer no padecía ninguna enfermedad llamada «dolor crónico», sino un trastorno físico, es decir, SMT, inducido por un terrible trauma psicológico. Qué perjudicial hubiese sido insinuar que su dolor era tan grande y persistente porque ella derivaba un beneficio psicológico de él. Este es sólo un ejemplo que apoya mi oposición a este concepto.

El ejemplo anterior también sirve para insistir en que el tratamiento del SMT exige un enfoque educativo y psicoterapéutico. Pocos pacientes requieren psicoterapia, pero necesitan saber que todos generamos y reprimimos los sentimientos negativos y que éstos pueden ser la causa de los síntomas físicos.

7 Mente y cuerpo

esulta sumamente claro que la causa y el tratamiento del SMT constituyen un impresionante ejemplo de lo que podríamos llamar la conexión mente-cuerpo. La historia del conocimiento de esta interacción por parte de la medicina es larga y está llena de altibajos. Hipócrates recomendaba a sus pacientes asmáticos que tuviesen cuidado con la ira, lo cual indica que, hace 2.500 años, ya existía cierta consciencia acerca de la influencia que las emociones tienen sobre la enfermedad. Este concepto sufrió un duro golpe a manos de René Descartes, filósofo y matemático del siglo XVII, quien sostenía que la mente y el cuerpo eran dos entidades completamente independientes y que debían ser estudiadas por separado. De acuerdo con Descartes, de las cosas de la mente se ocupaban la religión y la filosofía, mientras que el cuerpo debía ser estudiado utilizando métodos objetivos y verificables. Las enseñanzas de Descartes siguen siendo el modelo para la práctica y la investigación médicas contemporáneas. El médico promedio considera a la enfermedad como un desperfecto de la máquina corporal y piensa que su función consiste en descubrir la naturaleza del desperfecto y en corregirlo. La investigación médica se apoya principalmente en el laboratorio, y lo que no puede ser estudiado en este ámbito es considerado por muchos como no científico. A pesar de la obvia falsedad de esta idea, ésta sigue siendo el principio que anima a la mayoría de los investigadores médicos. El espíritu de Descartes sigue vivo.

CHARCOT Y FREUD

A fines del siglo XIX, el famoso neurólogo francés Jean-Martin Charcot dio nueva vida al principio de la interacción mente-cuerpo al compartir con el mundo médico sus experiencias con un grupo de misteriosos pacientes. Estos últimos, llamados *histéricos*, presentaban notables síntomas neurológicos, como parálisis de un brazo o pierna, sin ningún signo de enfermedad neurológica. Imagine el lector el efecto que provocó este investigador entre el público médico cuando demostró que la parálisis podía desaparecer ¡cuando el paciente era hipnotizado! No se puede pedir una demostración más convincente de la conexión mente-cuerpo.

Entre los muchos médicos que asistieron a los famosos talleres impartidos por Charcot se encontraba un neurólogo vienés llamado Sigmund Freud. Su nombre es muy conocido actualmente, dado que fue él quien creó el concepto del subconsciente, sin el cual sería imposible comprender la conducta humana. Sin embargo, a pesar de que Freud comenzó a escribir acerca de este tema hace más de cien años, el conocimiento de la actividad emocional subconsciente y su efecto sobre lo que la gente hace y siente sigue estando limitado en gran medida a los psiquiatras y psicólogos analíticos. Esto es particularmente desafortunado, dado que los trastornos como el SMT, la úlcera péptica, y la colitis se originan en el subconsciente y están relacionados con las emociones que se producen en él.

Freud se interesó profundamente en los pacientes histéricos y comenzó a trabajar con ellos. Lo motivaba la observación de que la hipnosis podía eliminar temporalmente el síntoma, pero no curarlo. Finalmente, Freud concluyó que los notables pseudosíntomas presentados por estos pacientes, a los que llamó síntomas de histeria conversiva, eran el resultado de complicados procesos subconscientes, en los que las emociones dolorosas eran reprimidas y descargadas físicamente. Freud pensaba que los síntomas eran simbólicos y representaban una descarga de la tensión emocional. Tenía la idea de que el proceso de represión era una defensa contra las emociones dolorosas. Sin embargo, distinguía entre el tipo de síntomas presentados por estos pacientes y aquellos que afectan a los órganos internos, como el estómago y el colon. Creía que estos últimos pertenecían a una categoría distinta y que no podían ser tratados psicológicamente. Asimismo, descubrió que podía tratar a muchos pacientes con histeria conversiva mediante el proceso terapéutico del psicoanálisis, que fue su creación y por el cual adquirió un justo renombre.

Desde mi punto de vista, la mayor contribución de Freud a la medicina fue el hecho de reconocer la existencia del inconsciente humano, así como sus continuos esfuerzos para comprenderlo. Sus logros son comparables a los de Einstein, Galileo y otros científicos e innovadores notables.

FRANZ ALEXANDER

Si bien podemos decir que Freud fue el primer gran proponente de la conexión mente-cuerpo, y que se interesó por el problema durante toda su vida, fueron sus discípulos quienes realizaron las mayores aportaciones en esta área. Quizás el más importante de ellos fue Franz Alexander, quien, con sus colegas del Instituto del Psicoanálisis de Chicago, realizó algunos de los trabajos más importantes de este siglo con relación a la medicina psicosomática. En ese campo, Alexander fue más lejos que Freud al afirmar que las anomalías orgánicas como la úlcera péptica, también eran inducidas por fenómenos psicológicos, si bien éstos son distintos a los que causan los síntomas de histeria conversiva. Pensaba que ciertos trastornos, a los que llamó neurosis vegetativas (como las úlceras y la colitis), eran una reacción fisiológica a estados emocionales constantes o recurrentes. Alexander estudió los padecimientos de los tractos gastrointestinales inferior y superior, el asma bronquial, las arritmias cardíacas, la presión sanguínea alta, el dolor de cabeza, diversos trastornos de la piel, la diabetes, el hipertiroidismo y la artritis reumatoide. Pensaba que, en cada caso, existía una situación psicológica específica que originaba cada padecimiento particular; por ejemplo, la ira reprimida producía presión sanguínea alta (en la página 170 retomaré este concepto al explicar mis teorías acerca de la causalidad de los trastornos físicos inducidos psicológicamente).

Alexander hizo otra aportación importante al revisar la historia de la psicología médica (en *Psychosomatic Medicine,* Nueva York; Norton, 1950) y señalar que, con el surgimiento de la moderna medicina científica en el siglo XIX, se dejó de estudiar el impacto de la psicología sobre la salud y la enfermedad. En el ámbito de la medicina moderna se piensa que todo puede explicarse con base en la física y la química, que el cuerpo es una máquina increíblemente complicada, y que todo lo que hay que hacer para lograr una salud perfecta y librarse de la enfermedad es aprender cómo fue armada dicha máquina y cómo reacciona ante los ataques. Como dijimos líneas arriba, esta idea fue formulada originalmente por Descartes como una reacción al pasado místico y espiritual de la medicina. Por tanto, la ciencia médica menospreció a Freud y a sus seguidores, acusándolos de acientíficos.

EL PREDOMINIO DEL CONCEPTO
FISICOQUÍMICO DE LA PATOLOGÍA

Alexander creía haber superado las críticas de la comunidad médico-científica utilizando métodos científicos rigurosos en su trabajo, y proclamó que estábamos a punto de entrar en una nueva era de la medicina, en la que la función de las emociones sobre la salud y la enfermedad sería reconocida y estudiada intensamente. Sin embargo, no fue así. A medida que los entusiastas y talentosos discípulos de Freud desaparecieron de la escena médica, el concepto de que las emociones eran directamente responsables de ciertos trastornos físicos y desempeñaban una importante función en otros también lo hizo. Los filósofos médicos cartesianos establecieron una vez más su dominio y las emociones fueron expulsadas del campo de la investigación médica. La publicación médica *Psychosomatic Medicine* (*Medicina psicosomática*) fundada por Alexander y sus colegas, fue tomada por profesionales cuyo principal interés era el trabajo en el laboratorio y las estadísticas. Estos investigadores afirmaban que lo que no podía ser estudiado en el laboratorio no era «científico», por lo que la idea de la mente-cuerpo era «acientífica» y no podía ser examinada.

Con el paso del tiempo, el punto de vista fisicoquímico de la medicina adquirió tal fuerza, que un gran número de psiquiatras, autodenominados «biopsiquiatras», comenzó a proclamar que los trastornos emocionales son producto de anomalías químicas en el funcionamiento del cerebro, y que lo único que había que hacer era descubrir la naturaleza del defecto químico y corregirlo mediante un producto farmacéutico. De acuerdo con estos médicos, la depresión y la ansiedad no son más que simples desajustes de las sustancias químicas del cerebro. Naturalmente, los creadores y distribuidores de fármacos se regocijaron con la forma que asumieron los acontecimientos, pero no fueron ellos, sino la comunidad psiquiátrica, la que inició esta serie de hechos.

La falacia evidente de esta forma de pensar es que existen sin duda cambios químicos que pueden ser detectados en el cerebro, y que se relacionan con los estados emocionales normales y «anormales», pero los procesos químicos no son la causa del estado emocional. Si un médico trata a un paciente mediante productos químicos, estará realizando una práctica médica deficiente, pues estará tratando el síntoma y no la causa.

Por ejemplo, el Sr. Jones sufre de ansiedad debido a que está pasando por reveses financieros, lo cual le provoca diversos síntomas de ansiedad. En lugar de sugerirle algo que le ayude a afrontar la realidad de su situación, su médico le receta un tranquilizante. Esta es una práctica deficiente de la medicina.

El predominio de la visión fisicoquímica de la patología ha aumentado en los últimos treinta y cinco años. En la actualidad, la corriente principal de la medicina está lejos de mostrar algún interés en las relaciones mente-cuerpo. En una fecha tan reciente como junio de 1985, un editorialista de *The New England Journal of Medicine*, que es una de las publicaciones médicas más prestigiosas, afirmaba que la mayoría de los conocimientos que se tienen sobre este tema no son más que folclore. El editorial levantó una ola de protestas provenientes de todo el mundo, debido a que se han comenzado a realizar investigaciones de gran calidad en ese campo. Sin embargo, ese editorial demostró la fatuidad y la arrogancia de los fieles seguidores de Descartes. Por fortuna, otra publicación médica importante, la británica *The Lancet*, equilibró las cosas al mes siguiente, en julio de 1985, cuando su editorialista comentó acerca del trabajo que se había venido haciendo en el área de las relaciones mente-cuerpo, y sugirió que la comunidad médica debería comenzar a prestarles más atención. Este editorial no apoyó abiertamente la investigación en esa área, aunque ciertamente fue más objetivo y científico que el del *New England Journal*.

EL ESTADO ACTUAL DE LA INVESTIGACIÓN SOBRE LAS RELACIONES MENTE-CUERPO

Si el panorama descrito parece desolador, ello se debe a que la inmensa mayoría de los trabajos e investigaciones clínicas realizadas en Estados Unidos sigue estando orientada por una visión estructural. Sin embargo, existen algunas luces que indican que no todo está perdido. Las ideas nuevas siempre son mal recibidas y generalmente son rechazadas cuando se presentan por primera vez, particularmente si contradicen o van más allá de los principios que han sido honrados y han producido frutos durante mucho tiempo. Los avances más notables y valiosos en el área de la medicina ocurridos en los últimos cien años han sido el resultado de descubrimientos realizados en el laboratorio (como la penicilina), y tenemos una gran deuda con lo que podríamos llamar la era de la medicina de laboratorio. Sin embargo, debemos ser capaces de avanzar y darnos cuenta que puede ser necesario recurrir a nuevos métodos de investigación, particularmente si estudiamos algo tan difícil y misterioso como la mente humana.

Según Franz Alexander (en *Psychosomatic Medicine*), Einstein afirmaba que las ideas de Aristóteles acerca del movimiento retrasaron la evolución de la mecánica por más de dos siglos. Sería muy lamentable que la filosofía cartesiana le hiciera lo mismo al estudio de la influencia de la mente, particularmente de las emociones, en el cuerpo.

¿Por qué los médicos contemporáneos no aceptan los conceptos relacionados con la unidad mente-cuerpo? En mi opinión, ello se debe a que se consideran a sí mismos como ingenieros del cuerpo humano. Según ellos, la salud y la enfermedad pueden expresarse en términos físicos y químicos, y la idea de que un pensamiento o una emoción pueden, de alguna manera, tener un efecto sobre esa físioquímica, merece un anatema. A ello se debe que mi trabajo haya sido tan concienzudamente ignorado. He demostrado en forma definitiva que un proceso físicopatológico es el resultado de fenómenos emocionales, y

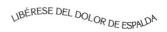

que puede ser detenido por un proceso mental. Esto es, en primer lugar, una herejía y en segundo, rebasa la capacidad de comprensión de la mayoría de los médicos. Ningún elemento de su capacitación los preparó para una idea así, y a ellos, semejantes ideas les suenan a vudú. Les recuerdan con escalofríos a la antigua era de la medicina no científica, anterior a Descartes. Paradójicamente, los profanos reflexivos son más capaces de aceptar esta idea debido a que no están abrumados por una educación médica, ni por todos los sesgos filosóficos que la acompañan. La ciencia médica contemporánea está limitada científicamente debido a que se ha cerrado ante el progreso y no está dispuesta a aventurarse más allá de las seguras fronteras de su tecnología conocida. Esta ciencia debe aprender mucho de la física teórica, donde las viejas ideas son revisadas constantemente a la luz de los nuevos conocimientos.

MI HIPÓTESIS SOBRE LA NATURALEZA DE LAS INTERACCIONES ENTRE LA MENTE Y EL CUERPO

Antes de reseñar los recientes avances en la comprensión de las interacciones mente-cuerpo, me gustaría presentar mis hipótesis relacionadas con este tema. La mayoría de estas ideas ha evolucionado como resultado de mi experiencia en el diagnóstico y el tratamiento del SMT. Quisiera insistir en que todas ellas son hipotéticas.

La primera idea, y la más básica, es que los estados mentales y emocionales pueden influir y alterar, para bien o para mal, a cualquiera de los órganos o sistemas del cuerpo. Desconocemos cuál es el mecanismo por el que se lleva a cabo esto, aunque las investigaciones han comenzado a sugerir algunas respuestas. No obstante, esto no debe importarnos, ya que tampoco podemos explicar cómo el cerebro es capaz de tomar la mezcla de sonidos que entran por nuestros oídos y transformarlos en palabras comprensibles, o las miles de líneas y formas que vemos con nuestros ojos, las cuales carecen de significado hasta que el cerebro las ha captado y convertido en palabras u objetos que podemos reconocer. La mayor parte de lo que el cerebro hace (inconscientemente) representa un misterio para nosotros. Entonces, ¿por qué molestarnos por explicar cómo influyen en el cerebro y en el cuerpo los fenómenos mentales y emocionales? Lo que sucede en el santuario de Lourdes es real; lo que hacen los faquires es real; el efecto placebo es real. El trabajo de la ciencia médica consiste en estudiar todos estos fenómenos, en lugar de mofarse de ellos.

Permítame el lector destacar que, en mi opinión, la mente puede influir en *cualquier* proceso físico.

La composición de la psique

Desde hace casi cien años se ha admitido que la configuración de la estructura emocional de la mente, a la que podríamos llamar psique, es multifacética. La psique parece estar compuesta por diferentes fuerzas, que en ocasiones están en conflicto y que funcionan generalmente por debajo del nivel consciente. Esta información se la debemos en gran medida a Freud, quien trabajó toda su vida para comprender y describir tales fuerzas. Sus formulaciones y sus descripciones del *ello*, el *yo* y el *superyo* son muy conocidas. No poseo la formación ni los conocimientos necesarios para realizar un análisis psicoanalítico de mis observaciones. Lo único que puedo hacer es describir lo que he visto, presentar mis impresiones acerca de lo que esto significa desde el punto de vista psicológico, y dejar que los expertos decidan si estas observaciones encajan en la moderna teoría psicoanalítica.

Para simplificar las cosas, podríamos considerar que este mecanismo emocional multifacético equivale a la personalidad. Todos tenemos una y somos conscientes de algunas de sus características; por ejemplo, sabemos si somos compulsivos o perfeccionistas. Sin embargo, hay importantes elementos de nuestra personalidad de los que no somos conscientes, que se encuentran en el inconsciente y pueden afectar profundamente nuestras vidas. Resulta claro que todo ser humano posee los mismos componentes básicos en la estructura de su personalidad, aunque pueden existir variaciones considerables en cuanto a la composición de los mismos y la importancia relativa de cada uno de ellos en la vida del individuo. Por ejemplo, aunque todos tenemos una conciencia, en algunas personas puede ser tan poderosa que prácticamente domine su vida, mientras que en otras puede ser tan débil que su conducta raye en lo criminal.

Una parte importante de la personalidad inconsciente es pueril, primitiva y, por lo tanto, narcisista. Es egoísta hasta el extremo de excluir toda preocupación por las necesidades, deseos y bienestar de los demás. Está orientada hacia el yo. El tamaño (fuerza e influencia) de esta parte es diferente en cada persona. En algunos individuos, dicha parte es grande, por lo que son más proclives a reaccionar o a comportarse en formas autoindulgentes o pueriles, si bien estas últimas son difíciles de detectar, ya que estas personas siempre las disfrazan como conductas adultas. Sin duda, muchos sentimientos y conductas son resabios de la infancia. Los niños se sienten débiles y vulnerables; son dependientes y perciben fuertemente esa dependencia; no suelen pensar por sí mismos; tienen la necesidad constante de aprobación; son muy proclives a la ansiedad y a la ira y carecen de paciencia. En cierta medida, todos nosotros seguimos generando inconscientemente esos sentimientos en la edad adulta. Lo que varía entre una persona y otra es el grado en el que lo hacemos.

Joseph Campbell, el gran estudioso de la mitología, filósofo y maestro, sostiene que las tribus primitivas poseen ritos de iniciación mediante los cuales los niños y niñas se convierten en hombres y mujeres. Tales ritos son siempre dramáticos, con frecuencia traumáticos, pero siempre son específicos y poderosos. Sin duda, tales ritos ayudaban a reducir la influencia de los remanentes de la niñez estableciendo una clara demarcación entre ésta y la edad adulta. La sociedad moderna y «civilizada» ya no posee esos ritos (el Bar Mitzvah del judaísmo y la Confirmación cristiana son lo más parecido a ellos, aunque ciertamente no son tan poderosos), y puede ser que nos hagan mucha falta. Si la línea entre la niñez y la edad adulta no es clara, es posible que conservemos una gran cantidad de nuestras tendencias infantiles sin importar cual sea nuestra edad cronológica.

Es posible que la ansiedad, que forma parte de la vida de todo individuo, surja como una reacción de esa parte de nuestros sistemas emocionales ante el estrés y las tensiones de la vida cotidiana. Cuanto mayor es el estrés, más ansiedad genera. Y como vimos en el capítulo dedicado a la psicología del SMT, lo mismo sucede con la ira.

Quizás la ira sea una de las emociones más importantes y menos apreciadas de cuantas generamos. En 1984, Willard Gaylin, el célebre psicoanalista y moralista, publicó la obra *The Rage Within* (*La ira interior*), en la que exploraba el tema de la ira en el hombre moderno. Dado que dicha emoción es la antítesis de lo que entendemos como una conducta adecuada en la sociedad civilizada, tendemos a reprimirla en el momento mismo en que se genera en el inconsciente, por lo que no nos damos cuenta de su existencia. Hay muchas razones por las que reprimimos la ira, y la mayoría de ellas son inconscientes. Las he ennumerado en el capítulo dedicado a la psicología del SMT (página 45).

La tendencia a *reprimir* las emociones indeseables es un elemento muy importante de nuestra vida emocional, y este concepto también se lo debemos a Freud. Reprimimos nuestros sentimientos de ansiedad, ira, debilidad, dependencia y baja autoestima por razones obvias.

En el otro extremo del espectro emocional se encuentra lo que Freud llamó el superyo, que es nuestro Moisés. Esta parte nos indica qué es lo que debemos y no debemos hacer, y puede convertirse en un verdadero tirano. De hecho, su influencia se suma a las presiones que nos provocan ansiedad e ira, por lo que en realidad incrementa la tensión en nuestro interior. Como dijimos antes, las personas que padecen SMT tienden a ser demasiado trabajadoras, hiperresponsables, concienzudas, ambiciosas y orientadas a los logros, todo lo cual ejerce presión sobre su atribulado yo.

Una observación más: así como existe una poderosa tendencia a reprimir las emociones indeseables, parece existir un impulso igualmente fuerte para hacerlas conscientes. Esta amenaza de superar la represión es lo que obliga al cerebro a crear padecimientos como el SMT, las úlceras y las migrañas.

El SMT como ejemplo de la interacción mente-cuerpo: el principio de equivalencia

Ahora podemos pasar a examinar la cuestión del lugar que ocupa el SMT en el esquema mente-cuerpo. En mi opinión, el SMT forma parte de un grupo de reacciones físicas generadas para el mismo propósito. El SMT es equivalente a la úlcera péptica, a la colitis espástica, al estreñimiento, al dolor de cabeza provocado por la tensión, a la migraña, a las palpitaciones cardíacas, al eccema, a la rinitis alérgica (fiebre de heno), (generalmente) a la prostatitis, a los zumbidos en los oídos y al mareo. La anterior es una lista parcial, pero en ella están representadas las reacciones más comunes. Anecdóticamente, he observado que la laringitis, la sequedad bucal patológica, la micción frecuente y muchos otros padecimientos sirven al mismo propósito. Pienso que estos trastornos son intercambiables y equivalentes unos de otros, ya que los pacientes con SMT suelen tener antecedentes de muchos de ellos, en ocasiones al mismo tiempo, pero con frecuencia emparejados. Recientemente atendí a un paciente que había sufrido severos accesos de migraña (los cuales, dada su descripción, probablemente eran dolores de cabeza provocados por la tensión), que cesaron cuando empezó a padecer dolor en la parte baja de la espalda y ciática.

Esta equivalencia también viene sugerida por el hecho de que los pacientes suelen librarse de alguno de estos padecimientos cuando desaparece el dolor causado por el SMT. Esto sucede con gran frecuencia en el caso de la fiebre del heno. Yo enseño a los pacientes que todos los trastornos de la lista sirven al mismo propósito psicológico.

Veamos el siguiente extracto de una carta que recibí hace algunos meses. Anteriormente, el remitente decía que su esposa, que sufría dolor de espalda, había progresado bastante. Y después escribió lo siguiente:

«Quizás recuerde que, después de la conferencia, me acerqué a usted y le mencioné que había sufrido problemas estomacales durante los pasados veinte años. Usted me indicó que podía aplicar el mismo principio. ¡Y funcionó, a pesar de mi escepticismo! He estado consumiendo todo tipo de píldoras y Maalox durante años; más de lo que me gustaría reconocer. Mis problemas de estómago comenzaron cuando cursaba el tercer año de secundaria. Era incapaz de comer sin sentir la necesidad inmediata de tomar algún tipo de medicamento estomacal. Al aplicar su teoría y darme cuenta de la forma en que el subconsciente controla nuestra vida diaria, mis problemas de estómago desaparecieron por completo. Nadie me cree cuando trato de explicárselo, pero estoy seguro de que usted me comprende».

El lector puede estar seguro de que nadie toma en serio a este hombre, dado que los profanos suelen adoptar las mismas normas relacionadas con la salud que la profesión médica, y ya hemos visto cuál es la postura de la medicina en estos asuntos. A mi juicio, sólo el 10% de la población sería capaz de entender la experiencia de este paciente.

Desde el punto de vista teórico, existen algunas implicaciones interesantes. En lo que respecta al grupo de trastornos mencionados, podemos desprender de la hipótesis de Franz Alexander que cada trastorno particular posee un significado psicológico. En su obra ya clásica, este investigador describe la psicodinámica que, a su juicio, es responsable de los problemas gastrointestinales, respiratorios y cardiovasculares. La experiencia con el SMT y los padecimientos relacionados sugieren que es posible que exista un común denominador, quizás la ansiedad, capaz de provocar cualquiera de esos trastornos. En ese caso, alguna otra emoción, por ejemplo la ira, puede ser el elemento principal que induce la ansiedad, la cual genera el síntoma.

Personalmente, he experimentado hiperacidez gástrica, colitis, migraña, palpitaciones y diversos síntomas musculares y óseos característicos del SMT, y estoy seguro de que todos ellos fueron resultado de la ira reprimida. Cuando hube aprendido el truco, usualmente pude identificar la razón de la ira y, con frecuencia, desactivar el síntoma.

Es interesante observar que la mayoría de los trastornos mencionados son transmitidos por el sistema nervioso autónomo. Hasta donde sabemos, la fiebre del heno es una excepción, aunque se debe a un mal funcionamiento del sistema inmunológico. Más adelante volveremos a tratar este tema, cuando expliquemos el nuevo campo de la psiconeuroinmunología (ver la página 182).

Los trastornos físicos como defensas contra las emociones reprimidas

Este tema se ha explicado en el capítulo 2, que se refiere a la psicología del SMT, por lo que en esta parte sólo insistiremos en que el propósito de la sintomatología física, sea muscular, gastrointestinal o genitourinaria, es distraer la atención, lo que constituye un mecanismo que permite que el individuo evite sentir o afrontar las emociones indeseables, cualesquiera que éstas sean. No obstante, debemos distinguir claramente entre las decisiones tomadas en el subconsciente y aquellas que se toman conscientemente. Como menciono en páginas anteriores, los pacientes con SMT afrontan sus problemas demasiado bien; es su inconsciente el que se comporta con cobardía. La mejor prueba de la validez de este concepto es el hecho de que los pacientes son capaces de detener el proceso simplemente *aprendiendo acerca de él*. La distracción deja de funcionar cuando se la identifica como lo que es.

Como se menciona en el capítulo 4, acerca del tratamiento, muchas personas afirmaron haberse liberado de sus síndromes de dolor de espalda tras leer mi primer libro, lo cual deja claro que lo que los «curó» fue la información adquirida. Esto no pudo ser un efecto placebo.

Freud y sus discípulos reconocieron que los síntomas histéricos en ocasiones se exteriorizan en forma de dolor. En todos estos años he atendido a muchos pacientes con manifestaciones de SMT tan severas que con frecuencia debían permanecer en cama. Además de presentar los signos usuales del SMT, es decir, dolor a la presión en ciertos músculos y la participación de ciertos nervios como el ciático, estos pacientes suelen sentir dolor en lugares extraños y de una calidad desusada. Un ejemplo clásico es «Siento como si tuviera vidrios rotos bajo la piel». Freud calificaría a éste como un dolor histérico. Los síntomas histéricos afectan al sistema sensomotor y no al autónomo, lo cual los distingue, por ejemplo, de los síntomas gastrointestinales, y sugiere que se deben a una causa psicológica distinta. Opino que el SMT, sus equivalentes y el llamado dolor histérico parten de la misma fuente psicológica, pero la magnitud del problema emocional puede determinar cuáles son los síntomas que elige el cerebro.

Teoría unitaria del dolor inducido psicológicamente

En julio de 1959, el Dr. Alan Walters pronunció el discurso inaugural de la decimoprimera reunión anual de la Sociedad Neurológica Canadiense, al que tituló «Dolor regional psicógeno, alias dolor histérico». Dicho discurso fue publicado en la revista *Brain* de marzo de 1961. El Dr. Walters opinaba que el término *dolor histérico* no era adecuado, dado que, según su experiencia, el tipo de dolor usualmente identificado como histérico podía ser inducido por una gran variedad de estados mentales y emocionales, y no sólo por la histeria. (Obsérvese la similitud de esta idea con lo que he expuesto líneas arriba). Típicamente, el dolor histérico se presenta en lugares en los que, desde el punto de vista neuroanatómico, no debería producirse.

Walters propuso el término *dolor regional psicógeno* para designar a este padecimiento. El término *psicógeno* indica que el trastorno se debe claramente a una alteración emocional o mental. (Todos los pacientes fueron estudiados detalladamente para descartar la posibilidad de que sus síntomas se debiesen a una lesión física). La palabra *regional* indica que el dolor afecta a una región específica del cuerpo, independientemente de la distribución de los nervios.

Mi experiencia me permite apoyar y complementar las observaciones del Dr. Walters. He observado tanto la presencia de dolor debido al SMT, el cual incluye dolor en músculos, nervios, tendones o ligamentos, como de dolor regional psicógeno en personas con estados de ansiedad de diversas magnitudes, lo mismo que en pacientes con trastornos esquizofrénicos y maniacodepresivos. Al parecer, cuando el cerebro necesita defenderse contra los sentimientos aflictivos o indeseables, elige de entre un gran repertorio de trastornos dolorosos y no dolorosos. Usualmente se observa dolor regional cuando el estado emocional es severo.

Sostengo la hipótesis de que, además de los diversos grados de severidad del trastorno emocional (por ejemplo, ansiedad leve, moderada o fuerte), los individuos reprimen esos sentimientos en diferentes niveles. Podría parecer que en algunas personas, estas emociones están enterradas tan profundamente que resultaría difícil, si no imposible, que el terapeuta lograse que el paciente las llevara al nivel consciente. En cambio, en otras personas, dichos sentimientos están al ras de la superficie. Sin duda, los sentimientos más dolorosos o atemorizantes están enterrados más profundamente.

En mi consulta, los pacientes con los problemas más severos y que usualmente requieren de psicoterapia además del programa educativo, representan alrededor del 5% del total.

Las emociones y los trastornos más graves

En el campo de la medicina, hay personas que piensan que las emociones desempeñan una función determinada en todos los aspectos de la salud y la enfermedad. Yo soy una de esas personas. Alexander sugirió eliminar el término *medicina psicosomática* porque es redundante: todo elemento médico está influido hasta cierto punto por las emociones. Pienso que todo estudio médico que no considere el factor emocional es imperfecto. Por ejemplo, un proyecto de investigación acerca del endurecimiento de las arterias usualmente toma en cuenta la alimentación (colesterol), peso, ejercicio, factores genéticos, pero si no incluye a los factores emocionales, los resultados serán, desde mi punto de vista, inválidos.

Antes de explicar otros tipos de problemas médicos en los que las emociones probablemente desempeñen una función prominente, es importante aclarar que la persona no se hace esto a sí misma. Con frecuencia, tras diagnosticarles SMT, los pacientes me dicen «me siento terriblemente mal por haberme hecho esto a mí mismo», a lo cual respondo que sus patrones emocionales estaban ya bien establecidos mucho tiempo antes de que llegasen a la edad de las responsabilidades, y lo que ellos son ahora es el resultado de una combinación de factores genéticos, ambientales y de desarrollo sobre los que no tuvieron ningún control. Es como si asumieran la responsabilidad por su estatura o el color de sus ojos. Por lo tanto, reaccionan ante la vida en la única forma que conocen. Además, si comenzamos a comprender por qué reaccionamos como lo hacemos y deseamos cambiar, podemos lograr cierto grado de progreso.

Otra reacción de naturaleza similar es la de los médicos que se resisten a reconocer la función de las emociones en padecimientos como el cáncer. Estos médicos afirman que es una crueldad sugerir a los pacientes que sus emociones pudieron haber contribuido al surgimiento del cáncer, ya que ello los haría sentirse culpables y responsables. Mi respuesta es que la forma en que se plantea el asunto a los pacientes puede

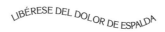

crear una gran diferencia. En lugar de aporrearlos con la información haciéndoles creer que sufren de un defecto emocional, se les debe explicar que no son responsables, según se describe líneas arriba, y hablar con ellos acerca de sus vidas, tratando de identificar los factores emocionales que pudieron contribuir al proceso canceroso. Posteriormente, es necesario hacerles sugerencias concretas sobre cómo pueden remediar y revertir los factores negativos. No estoy sugiriendo que exista un proceso terapéutico bien ensayado basado en esas ideas, sino que se trata de un área en la que es necesario realizar un gran número de estudios.

ESTADO ACTUAL DE LA MEDICINA CUERPO-MENTE

A los lectores interesados en conocer una excelente reseña acerca de la situación actual de la medicina con respecto a la conexión mente-cuerpo, les recomiendo leer *The Healer Within* (*El sanador interior*), de Steven Locke, M. D., y Douglas Colligan (Nueva York: Dutton, 1986). El Dr. Locke trabaja en el área de psiquiatría de la Facultad de Medicina de Harvard y ha descrito de forma excelente, junto con su colaborador, la historia y los esfuerzos actuales por comprender cómo la mente influye en el cuerpo.

Este libro no contiene ninguna idea importante con la que yo esté en desacuerdo. Sin embargo, tengo la impresión de que los autores se concentran demasiado en el sistema inmunológico y sugieren que el futuro de este campo depende de lo que ellos llaman «la ciencia de la psiconeuroinmunulogía». El estudio de esta rama es altamente científico y será muy importante para comprender muchos trastornos graves como el cáncer y las enfermedades autoinmunes (como la artritis reumatoide y la diabetes), pero desde mi punto de vista, esto no es más que una parte de un estudio mayor acerca de la forma en que las emociones pueden influir en cualquiera de los órganos y sistemas del cuerpo.

El SMT es un ejemplo de trastorno psicosomático producido a través del sistema nervioso autónomo. En él no participa el sistema inmunológico. Sospecho que este último tampoco interviene en la interacción entre las emociones y el sistema cardiovascular. También en este caso, me intriga el hecho de que el cerebro cruce fronteras para responder a sus necesidades psicológicas. De esta manera, varios pacientes con el mismo diagnóstico psicológico (aunque de diferente intensidad) pueden contraer SMT mediado por el sistema nervioso autónomo, rinitis alérgica mediada por el sistema inmunológico, o dolor regional psicógeno, que es un padecimiento provocado directamente por la acción del sistema sensomotor.

En el área de bioquímica cerebral de los distintos Institutos Nacionales de Salud Mental de Estados Unidos se realizan trabajos muy importantes acerca de la interacción mente-cuerpo. Uno de los pioneros en este campo es Candace Pert, ex director de esa sección y cuyo trabajo demuestra que existe una comunicación entre el cerebro y las diferentes partes y sistemas del organismo. Los lectores interesados encontrarán una excelente reseña sobre la obra de este investigador escrita por Stephen S. Hall y publicada en el número de junio de 1989 de la revista *Smithsonian*.

La mente y el cuerpo interactúan de numerosas formas. En las siguientes partes del capítulo se explican algunas de las más comunes.

LA MENTE Y EL SISTEMA CARDIOVASCULAR

Los temas que más nos interesan en esta área son la hipertensión, la cardiopatía coronaria, la arteriosclerosis (endurecimiento de las arterias), las palpitaciones cardiacas y el prolapso de la válvula mitral.

Como todos sabemos, la *presión sanguínea alta* (hipertensión) es muy común y un poco atemorizante debido a que se relaciona con problemas cardíacos y con apoplejía. Muchas personas dan por hecha su relación con las emociones, aunque ésta no ha sido demostrada en el laboratorio. El Dr. Neal Miller, psicólogo de la Universidad Rockefeller, demostró que los animales de laboratorio podían ser condicionados para que disminuyeran su presión sanguínea y modificaran muchos otros procesos corporales, lo que demuestra claramente que es posible hacer que el cerebro influya en el cuerpo.

El Dr. Herber Benson, cardiólogo de Harvard, describió lo que él llama *reacción de relajación* y demostró que es posible reducir la presión sanguínea mediante la aplicación de su método, que es semejante a la meditación.

En el número del 11 de abril de 1990 de la revista *Journal of the American Medical Association* (Vol. 263, pág. 1929 a 1935), apareció un estudio muy importante. El Dr. Peter L. Schnall y un equipo del Centro de la Hipertensión y Enfermedades Cardiovasculares, Hospital de Nueva York-Facultad de Medicina de Cornell, en colaboración con médicos de otras dos facultades de medicina del área de Nueva York, publicaron un artículo en el que se demuestra la existencia de una clara relación entre la tensión psicológica en el trabajo («tensión laboral») y la presión sanguínea alta. Este estudio también demostró que los pacientes con ese trastorno presentan un incremento en el tamaño de su corazón, lo cual es un efecto negativo de la hipertensión continua. Los expertos sospechaban desde hacía tiempo que, en los casos de presión sanguínea alta, intervienen factores psicológicos. El mérito principal del estudio del Dr. Schnall es que fue diseñado y ejecutado con tal cuidado que podría convencer a algunos de los más escépticos acerca de la importancia de la conexión mente-cuerpo.

Muchas personas con SMT han tenido antecedentes de hipertensión, lo que sugiere que los mismos estados emocionales pueden provocar cualquiera de estos padecimientos. Hace unas semanas, una paciente me llamó y me dijo que su dolor de espalda había desaparecido, pero que ahora sufría hipertensión. Este es un claro ejemplo de equivalencia.

En contraste, es difícil que un paciente con SMT tenga antecedentes de *cardiopatía coronaria* o que la contraiga después. Puedo documentar la primera afirmación, pero carezco de estadísticas para demostrar la segunda. Esta es simplemente una impresión clínica.

Casi todos hemos oído hablar del llamado patrón de conducta tipo A y de la susceptibilidad de las personas tipo A a la cardiopatía coronaria, descrita por el Dr. Meyer Friedman y el Dr. Ray Rosenman en su libro *Type A Behavior and Your Heart* (*La conducta tipo A y su salud*), publicado en 1974.

En esta obra se describe a las personas tipo A como muy ambiciosas, agresivas, amantes de competir, obsesivamente trabajadoras, que generalmente están bajo mucha presión autoimpuesta, con una gran necesidad de reconocimiento y con mucha hostilidad. Dada su tendencia a ser muy compulsivos, perfeccionistas, responsables y concienzudos, los pacientes con SMT suelen describirse como personas tipo A. Sin embargo, difieren de éstas en varios aspectos importantes. Muchos de los pacientes con SMT son la antítesis de la hostilidad; con frecuencia sienten una gran necesidad de ser personas buenas, positivas, agradables, adaptables y útiles. Si bien pueden ser ambiciosas y suelen obtener muchos logros, no siempre persiguen sus objetivos con la intensidad característica de las personas tipo A.

Tras la publicación de *Type A Behavior and Your Heart*, se han realizado numerosos estudios para definir la importancia relativa de los diversos rasgos de la personalidad tipo A. Se ha sugerido que, de todas las que hemos mencionado, la hostilidad podría ser la única que predisponga a una persona a la cardiopatía coronaria.

Esto puede resultar preocupante para una persona consciente de que se enfurece con facilidad, tenga o no SMT. Esto me resulta muy interesante debido al número cada vez mayor de pruebas de que la ira reprimida es un factor importante en la dinámica psicológica del SMT. Sin embargo ¿cómo podemos conciliar esto con la clara evidencia estadística que demuestra que la cardiopatía coronaria es muy rara en los pacientes con SMT?

Evidentemente, es necesario investigar y reflexionar mucho más para resolver este misterio. Es peligroso concentrarse en un rasgo como la hostilidad sin saber más de lo que sabemos acerca de la psicodinámica de la ira o de los miles de detalles de la personalidad de la gente. Es posible que el hombre que maldice a los taxistas mientras conduce por la calle esté desplazando de esa manera la ira que siente contra su jefe, ya que esto es mejor que perder el empleo. O tal vez sea todo mucho más complicado.

El problema con los estudios de conducta tipificados en este apartado es que son unidimensionales, ya que extraen conclusiones basándose en modelos demasiado simplificados de la conducta humana. Éste es uno de los puntos débiles de las investigaciones realizadas actualmente en esa área. En su intento por obtener conclusiones estadísticamente válidas, los investigadores deben usar criterios mensurables y, si bien esto es apropiado, también les exige estar absolutamente seguros de lo que están midiendo. Esto queda ilustrado perfectamente por la historia de las investigaciones acerca de la conducta tipo A.

Para complicarle aun más las cosas a la pobre persona que está furiosa casi todo el tiempo, ¡se le indica *que deje de hacerlo*! Esto la desespera profundamente, pues se le ha dicho que este tipo de comportamiento puede provocarle un ataque cardíaco, pero para evitarlo, necesita dejar de ser ella misma.

Yo no me atrevería a aconsejar a ninguna persona que crea tener una personalidad tipo A. Yo indico a mis pacientes con SMT que, estadísticamente, no parecen ser propensos a sufrir una cardiopatía coronaria. Si son conscientes de que están furiosos la mayor parte del tiempo, tienen ganada una parte de la batalla, precisamente porque son conscientes. Si verdaderamente están preocupados por esta tendencia, puedo recomendarles a un psicoterapeuta que les ayudará a saber por qué se comportan de ese modo. Según mi experiencia, la consciencia es una buena medicina.

Lo maravilloso acerca de todo el asunto de la conducta tipo A es que ha convencido a una parte de la comunidad médica de que los fenómenos mentales pueden ser muy importantes en relación con los fenómenos corporales, al menos en lo que se refiere a la cardiopatía coronaria.

Los términos *endurecimiento de las arterias, arteriosclerosis,* y *deposición de placas arterioscleróticas* tienen el mismo significado. Dado que lo que estrecha las arterias coronarias son las placas arterioscleróticas, y que se ha demostrado que existe una relación entre las emociones y la cardiopatía coronaria, resulta tentador teorizar acerca del endurecimiento de las arterias en general. La arteriosclerosis es la formación de placas encostradas en el interior de los vasos sanguíneos, las cuales pueden retrasar el flujo sanguíneo o formar coágulos que obstruyen la arteria. De acuerdo con la obra del los doctores Friedman y Rosenman, es difícil eludir la concusión de que las emociones pueden desempeñar una función en el endurecimiento de las arterias sin importar la parte del cuerpo en la que se encuentren, aunque resulta claro que los factores genéticos (es bueno elegir a los padres adecuados), la presión sanguínea, la alimentación, el peso y el ejercicio también son elementos importantes.

En julio de 1990 se publicó un importante informe en la prestigiosa publicación *The Lancet* (Vol. 336, pág. 129 a 133). Un numeroso equipo, dirigido por el Dr. Dean Ornish, de la Facultad de Medicina de San Francisco, dependiente de la Universidad de California, realizó un estudio aleatorio controlado en el que demostró que los cambios en el estilo de vida (practicados durante un año) pueden revertir el proceso de la arteriosclerosis (esclerosis o endurecimiento) de las arterias coronarias. Los pacientes del grupo experimental fueron sometidos a una dieta vegetariana baja en grasas y en colesterol, participaron en actividades para el manejo del estrés como meditación, relajación, visualización, técnicas de respiración y ejercicios de estiramiento, además de practicar regularmente ejercicios aeróbicos moderados. Asimismo, asistieron dos veces por semana a reuniones para proporcionar apoyo social y reforzar el seguimiento del programa. El grupo de control (no experimental) mostró un incremento en la arteriosclerosis coronaria. Además de la reducción del bloqueo de las arterias coronarias, los pacientes del grupo experimental también mostraron una disminución en la frecuencia, duración y severidad de la angina de pecho (dolor pectoral), mientras que el grupo de control presentó un aumento en ese padecimiento en el período de un año.

Este importante informe demuestra algo sobre lo que se había sospechado desde hace tiempo: no sólo es la alimentación, el ejercicio y demás factores puramente físicos lo que determina si las arterias habrán de endurecerse o no, sino también los factores psicosociales. Puedo afirmar que, en el futuro, las investigaciones posteriores identificarán al estado emocional de la persona como la variable más importante, y será posible provocar una reversión similar de la arteriosclerosis usando únicamente la psicoterapia intensiva.

Para el hombre de la calle, las *palpitaciones cardiacas* usualmente significan un ritmo cardíaco muy rápido. El término médico para este padecimiento es *taquicardia*. Este padecimiento produce ritmos de 130 a 200 latidos por minuto. La forma más común del mismo es la taquicardia auricular paroxística (TAP) y, según mi experiencia, suele ser inducida por factores emocionales. No obstante, debe ser tratada por el médico familiar, el internista o el cardiólogo. Idealmente, se debería explorar la razón emocional del ataque.

He sufrido este padecimiento de manera intermitente durante toda mi vida, y me resulta claro que se debe a factores emocionales. Si usted lo padece, póngase en manos de su médico para asegurarse de que no es producto de alguna anomalía cardíaca. Generalmente se acepta que estos trastornos ocurren a través del sistema nervioso autónomo.

Finalmente, el trastorno conocido como *prolapso de la válvula mitral* es una anomalía muy común que afecta a uno de los limbos de las válvulas cardíacas. El limbo se «ablanda» y no funciona normalmente, lo que produce un sonido como de murmullo. Parece amenazador, pero es un padecimiento muy común. Ocurre con más frecuencia en las mujeres y no parece estar asociado con ninguna discapacidad funcional. Aunque lo he padecido durante años, llevo una vida muy activa y practico actividades aeróbicas vigorosas regularmente.

Lo extraño de ello es que muchos médicos consideran que este trastorno es psicógeno, es decir, que está inducido por la ansiedad. Y en las publicaciones médicas existen muchas pruebas de que se relaciona con la actividad anormal del sistema nervioso autónomo (editorial de *The Lancet*, 3 de octubre de 1987, titulado «La función del sistema nervioso autónomo en el prolapso de la válvula mitral»).

Recientemente se publicó un artículo en el número de julio de 1989 de *Archives of Physical Medicine and Rehabilitation* (Vol. 90, pág. 541-543) en el que se informaba acerca de un estudio en el que se encontró que un 75% de un grupo de pacientes con fibromialgia padecían de prolapso de la válvula mitral; dicho índice es mayor que el de la población en general. Como ya lo he mencionado, opino que la fibromialgia es una de las manifestaciones del SMT.

Dado que el SMT y el prolapso de la vávula mitral están inducidos por una actividad anormal del sistema nervioso autónomo y que el SMT es un resultado evidente de factores emocionales, resulta tentador incluir al prolapso de la válvula mitral en la lista de trastornos físicos que se generan en el ámbito de las emociones. Por ejemplo, yo he sufrido SMT, síntomas gastrointestinales, migraña, fiebre de heno, problemas dermatológicos y prolapso de la válvula mitral, lo mismo que muchos de mis pacientes con SMT. Esto indica que la raíz de todos estos trastornos es la misma: las emociones reprimidas e indeseables.

Permítame el lector repetir algo muy importante: para la mayoría de los médicos, la idea de que las emociones pueden propiciar cambios fisiológicos es imposible de aceptar, lo que les priva de la posibilidad de entender muchos de los padecimientos que actualmente aquejan a los seres humanos. El SMT y el prolapso de la válvula mitral forman parte de este grupo.

En resumen, en esta parte hemos descrito brevemente cinco trastornos probablemente relacionados con las emociones. Es muy interesante que tres de ellos (la hipertensión, las palpitaciones y el prolapso de la válvula mitral) estén vinculados con el sistema nervioso autónomo.

LA MENTE Y EL SISTEMA INMUNOLÓGICO

Al contemplar la complejidad de la fisiología animal, uno se siente inspirado y abrumado. Es imposible imaginar cómo se ha creado algo tan complicado como nuestro organismo. No es de sorprender que su evolución haya durado millones de años.

El sistema inmunológico es una maravilla en términos de complejidad y eficiencia. Está diseñado para protegernos de todo tipo de invasores externos, de los cuales, los más importantes son los agentes infecciosos, así como de peligrosos enemigos que se generan internamente, como el cáncer. Este sistema utiliza diversas estrategias de defensa: puede generar sustancias químicas para eliminar a los invasores, puede movilizar ejércitos de células para que los devoren y posee un elaborado sistema con el que puede reconocer y neutralizar miles de sustancias extrañas a nuestro cuerpo.

Durante mucho tiempo, los inmunólogos creyeron que el sistema inmunológico era autónomo, a pesar de que existían desconcertantes historiales clínicos que sugerían que la mente podría tener algo que ver con la forma en que funciona dicho sistema. La mayoría de esos historiales fue descalificada por los expertos, pero actualmente existen pruebas concretas, e imposibles de ignorar, de que el cerebro influye en dicho sistema.

Robert Ader, investigador en fisiología de la Universidad de Rochester, participó en un experimento en el que se trataba de condicionar a un grupo de ratas para que rechazaran el agua endulzada con sacarina. Este experimento era similar al realizado por Pavlov, en el que se condicionó a un conjunto de perros para que salivaran al oír el sonido de una campana. El Dr. Ader inyectó a las ratas una sustancia que les provocaba náuseas, por lo que los animales relacionaron al agua endulzada con las náuseas. Sin embargo, posteriormente se dio cuenta de que el fármaco que usó, llamado ciclofosfamida, también suprimía el sistema inmunológico de las ratas, lo que les provocaba la muerte. Sin embargo, lo más sorprendente fue que posteriormente, para suprimir el sistema inmunológico de las ratas, sólo tenía que alimentarlas con agua endulzada con sacarina, aunque no les hubiese inyectado la sustancia química, ya que habían aprendido a asociar el agua con el fármaco que les provocaba náuseas. Por lo tanto, el solo hecho de alimentarlas con sacarina suprimía su sistema inmunológico. Este fue un descubrimiento muy importante que demostró que un fenómeno cerebral, en este caso la aversión a un cierto sabor, es capaz de controlar el sistema inmunológico.

Dado lo anterior, no es de sorprender que las personas con SMT experimenten dolor en las circunstancias más extrañas, como cuando están acostadas boca abajo. A estos pacientes se les ha dicho que acostarse de esa forma es malo para la espalda, lo que los ha condicionado a mostrar aversión hacia esa postura y, naturalmente, a experimentar dolor al realizarla. Como dijimos anteriormente, el cerebro es capaz de influir en cualquier órgano o sistema del organismo. En el caso de las ratas del experimento realizado por el Dr. Ader, el sistema afectado fue el inmunológico, mientras que para los pacientes con SMT, se trata del sistema nervioso autónomo.

El Dr. Ader también observó que las ratas con trastornos autoinmunes mejoraban durante los experimentos. Esto se debe a que ese tipo de trastornos se produce cuando el sistema inmunológico se vuelve contra el propio organismo y produce sustancias dañinas para algunos de sus tejidos (como en la artritis reumatoide, lupus eritematoso y esclerosis múltiple). Esto significa que cualquier factor que suprima el sistema inmunológico permitirá que tales padecimientos mejoren. Tal fue el caso de las ratas con trastornos autoinmunes alimentadas con el agua endulzada con sacarina.

Las implicaciones de estos hechos para la salud y la enfermedad humanas son enormes, ya que los trastornos autoinmunes son una de las categorías patológicas más problemáticas y menos comprendidas. Estos experimentos sugieren que el cerebro podría desempeñar alguna función en el tratamiento de esas enfermedades. Además, me indica que las emociones podrían influir en sus causas.

Norman Cousins, en su famoso libro *The Anatomía of an Illness* (*Anatomía de una enfermedad*), describe cómo superó una de esas enfermedades autoinmunes, llamada espondilitis anquilosante (que es una forma de artritis reumatoide) al admitir que ésta estaba inducida emocionalmente, e introduciendo una especie de terapia de buen humor y vitamina C. Con base en mi experiencia con el SMT, me inclino a pensar que lo que produjo la cura fue el hecho de que el paciente admitió la función de las emociones en el origen de la enfermedad. Es posible que dicho trastorno, al igual que el SMT, sirva para desviar la atención del ámbito de las emociones, y que cuando la persona se da cuenta de que eso es lo que sucede y dirige su atención a las emociones, el trastorno carece de propósito y desaparece.

Los que creemos que el sistema inmunológico está fuertemente influido por las emociones, estamos en deuda con el Dr. Ader por haber demostrado este hecho en el laboratorio. Sin embargo, él no es el único. Otros científicos han demostrado la existencia de relaciones mente-cuerpo igualmente notables.

Un informe que me impresionó particularmente fue el que apareció en la prestigiada publicación *Science* en abril de 1982, escrito por Visintainer, Volpicelli y Seligman. Estos investigadores describieron un grupo de ratas que sufrían del mismo tipo de cáncer, las cuales fueron expuestas a un molesto choque eléctrico en dos situaciones experimentales distintas: uno de los grupos podía escapar de él y el otro debía soportarlo hasta que cesara. Ambos grupos recibieron choques de la misma intensidad y la posibilidad de escape fue la única diferencia entre ellos. Según los autores, «las ratas que no podían escapar al choque tenían una posibilidad del 50% de rechazar el tumor y una probabilidad 100% más alta de morir que las ratas que podían escapar y que el grupo de control, que no recibió ningún choque. Sólo el 27% de las ratas que no podían escapar rechazaron el tumor, en comparación con 63% de las que sí podían escapar y 54% de las que no recibieron el choque».

Este estudio mostró claramente que el sistema inmunológico de las ratas con mayor estrés emocional era menos eficiente, dado que la efectividad de dicho sistema determina si el cuerpo rechaza el cáncer o no. Si esto sucede con las ratas, imagine el lector cuánto más importantes son las emociones para los seres humanos.

EL CÁNCER Y EL SISTEMA INMUNOLÓGICO

Dado que ya hemos presentado el concepto de las emociones y el cáncer, hablemos un poco más al respecto. A pesar de que actualmente este tema no está sometido a estudios intensivos por parte de la medicina convencional, a través de los años se ha observado en numerosas ocasiones que los factores psicológicos y sociales podrían desempeñar una cierta función en la causa y en la cura del cáncer.

Una de esas observaciones fue divulgada por Kenneth Pelletier, entonces miembro del cuerpo de profesores de la Facultad de Medicina de la Universidad de California. Este investigador se interesó en las «curaciones milagrosas del cáncer» experimentadas por siete personas del área de San Francisco, y se preguntaba si tendrían algo en común. De hecho, descubrió que las siete personas se volvieron más extrovertidas, más orientadas hacia su comunidad e interesadas en lo que sucedía más allá de sí mismas; todas ellas trataron de cambiar sus vidas de tal forma que tuviesen más tiempo para distraerse; todas ellas se volvieron religiosas en diferentes formas, aunque todas buscaban algo superior a ellas mismas; todas ellas pasaban unos momentos del día meditando, sentadas en silencio y en estado de contemplación u oración; todas iniciaron un programa de ejercicios y cambiaron su alimentación, consumiendo menos carne y más vegetales. Ciertamente, parece como si los factores emocionales y sociales hubiesen desempeñado una importante función en esas «curaciones milagrosas».

Pelletier es autor del famoso libro acerca de la conexión mentecuerpo, titulado *Mind as a Healer, Mind as a Slayer* (*La mente como sanador, la mente como asesino*; Nueva York; Delacorte, 1977).

Para los lectores interesados, existe un libro escrito por O. Carl Simonton, Stephanie Matthews-Simonton y James Creighton titulado *Getting Well Again* (*Nuevamente sano*; Nueva York: J. P. Tarcher, 1978) en el que se describe la técnica terapéutica de Simonton para el tratamiento del cáncer. Estos autores abordan el problema desde el punto de vista psicológico con la intención de comprender a sus pacientes y descubrir formas de cambiar actitudes y conceptos, ya que piensan que éstos son relevantes para el resultado final.

Un libro muy popular publicado recientemente es *Love, Medicine, and Miracles* (*Amor, medicina milagrosa*), del Dr. Bernie Siegel, cirujano de Yale (Nueva York: Harper & Row, 1986). El Dr. Siegel comenzó su carrera como cirujano, dándose cuenta de las dimensiones sociales y psicológicas del cáncer. Posteriormente comenzó a trabajar con sus pacientes poniendo en práctica esa percepción. Su libro es muy inspirador y, debido a su popularidad, ha logrado que mucha gente se interese en la idea de que es posible hacer que la mente contribuya a combatir el cáncer.

Es posible que exista cierta preocupación acerca de la naturaleza del trabajo del Dr. Siegel, ya que carece de especificidad psicológica y fisiológica. Este médico no presenta un modelo teórico de la forma en que las emociones influyen en la causa y la cura del cáncer, ni de la manera en que su trabajo encaja en ese modelo. Al carecer de esos elementos, es poco probable que su obra influya de manera importante en la comunidad de investigadores médicos tradicionales.

Lo anterior es lamentable, ya que es necesario definir con precisión *cuáles* son los factores sociales y psicológicos que contribuyen a *qué* enfermedades y cómo lo hacen. Al reconocer la importancia de las emociones en la salud y en la enfermedad, la medicina deberá reexaminar sus conceptos acerca de la causa de las enfermedades. Para atravesar esta misteriosa brecha entre las emociones y la fisiología, es necesario contar con la participación de las mejores mentes de la medicina experimental y con el mismo tipo de interés y compromiso que la medicina dedica actualmente a la investigación genética y a la quimioterapia del cáncer.

Sin embargo, no lograremos que esas personas participen ni obtendremos ese tipo de compromiso si ponemos al «poder del amor» en un contexto médico sin estudiar cuidadosamente sus efectos fisiológicos y psicológicos específicos. Si obramos así, ¿cómo podremos distinguir entre Bernie Siegel, Norman Vincent Peale y Mary Baker Eddy?

Fuera de esas consideraciones, médicos como Siegel, Simonton, Pelletier y Locke (así como otros más a quienes no he mencionado) son pioneros y sus enseñanzas tienen una enorme importancia para el futuro de la medicina.

EL SISTEMA INMUNOLÓGICO Y LAS ENFERMEDADES INFECCIOSAS

También en este campo, la conciencia de que las emociones tienen que ver con nuestra susceptibilidad a la infección y con nuestra capacidad para combatirla tiene una larga historia. Sin embargo, este hecho no está generalmente aceptado por los médicos y pocas veces se aplica en la práctica cotidiana. Los resfriados frecuentes y las infecciones genitourinarias se encuentran entre los padecimientos más comunes, pero es probable que los factores psicológicos se relacionen con todos los procesos infecciosos.

Al igual que ocurre con el cáncer, lo que entra en juego es la eficiencia del sistema inmunológico para erradicar al agente infeccioso. Las emociones estresantes reducen esa efectividad y permiten que la infección prospere, sin embargo, existen muchas pruebas anecdóticas de que las personas pueden aumentar la eficiencia del sistema inmunológico mejorando su estado emocional o empleando otras técnicas, como lo ilustra el siguiente caso.

El artículo principal del *Washington Post Health Journal* de enero de 1985, escrito por Sally Squires, se titula «La mente contraataca». En él se describe un estudio efectuado por un equipo de inmunólogos y psiquiatras de la Universidad de Ciencias Médicas de Arkansas, en el que se eligió a una mujer descrita como «meditadora asidua» y que estaba particularmente sintonizada con las reacciones de su cuerpo.

A esta mujer se le inyectó el virus de la varicela en el antebrazo. Habiendo sido expuesta previamente a dicho virus, desarrolló la reacción inmunológica positiva usual, es decir, una protuberancia de 1.5 cm de diámetro que desapareció pocos días después. Para confirmar la existencia de la reacción inmunológica, se realizó un examen de sangre, el cual demostró que sus glóbulos blancos combatían activamente a la infección. Tras repetir el procedimiento dos veces más, obteniendo la misma reacción, se le indicó que tratara de detener la reacción normal del cuerpo, cosa que ella hizo durante su meditación diaria, y durante tres semanas seguidas, la protuberancia se redujo cada vez más. Posteriormente se le pidió que dejara de interferir con la reacción inmune normal. Al hacerlo, las tres últimas inyecciones del virus hicieron surgir nuevamente la protuberancia usual.

Esto demuestra claramente que la mente es capaz de alterar una reacción corporal si se le enseña cómo hacerlo. Los médicos que participaron en el estudio estaban tan impresionados con los resultados, que repitieron todo el experimento nueve meses después, obteniendo los mismos resultados.

La investigación médica convencional difícilmente puede encontrar un fallo en este experimento, el cual fue una sorprendente demostración del llamado poder mental, que en este caso actuó sobre el funcionamiento del sistema inmunológico.

En el tratamiento del SMT sucede un fenómeno similar, en el que el conocimiento adquirido tiene la capacidad de interferir con una reacción física indeseable, es decir, el dolor provocado por el SMT.

HIPERACTIVIDAD DEL SISTEMA INMUNOLÓGICO: LAS ALERGIAS

Si bien la idea es polémica, opino, con base en mi experiencia con pacientes que padecen SMT y rinitis alérgica (fiebre del heno), que algunas de las alergias más comunes de la vida adulta son equivalentes del SMT, es decir, son provocadas por factores emocionales. Cuando escuchan esto, la gente dice invariablemente «Oh, pero la fiebre de heno es provocada por elementos como el polen, el polvo y el moho. ¿Cómo puede decir que se debe a la tensión?» Si ponemos a diez personas en un campo donde haya polen, no todas comenzarán a estornudar, sino sólo las alérgicas. ¿Cuál es la diferencia entre las personas alérgicas y las no alérgicas? El sistema inmunológico de las primeras se ha vuelto hiperactivo debido a la tensión, es decir, a los sentimientos reprimidos de los que hemos estado hablando. Esto ha sido demostrado en repetidas ocasiones por los pacientes con SMT, quienes afirman, en el curso de su experiencia de aprendizaje, que la fiebre del heno es un equivalente del SMT y que puede ser eliminada de igual forma. Y ellos lo han hecho así.

El Sr. G informó, en una de las reuniones de grupo, que había sufrido de fiebre del heno otoñal durante diecisiete años, ¡pero no en el año en el que recibió el tratamiento! Este paciente tomó muy en serio lo que había escuchado en las reuniones y, milagrosamente, no sufrió de fiebre de heno en ese año.

Durante años he sido alérgico a la sustancia que exudan los gatos (solía conocerse como caspa, pero ahora se nos dice que puede ser algún componente de su saliva, el cual se seca después de que estos animales se lamen el pelaje y flota en el aire). Si entro en una casa y no estoy enterado de que hay un gato en ella, mis ojos comienzan a picarme. Usualmente comienzo a frotármelos sin pensar. Entonces, el gato entra en la habitación y yo digo «Ah, ya sé por qué me picaban los ojos» y el escozor cesa. Esto sucede porque sé que la rinitis y la conjuntivitis alérgicas forman parte del repertorio de tensión de mi mente y, como vimos en el capítulo 4, en el que hablamos del tratamiento, el hecho de reconocer estas situaciones como lo que son las invalida y los síntomas desaparecen.

La mayor parte de la comunidad médica rechaza la idea de que las emociones tengan algo que ver con la alergia. Los dos ejemplos anteriores no pueden ser explicados de otra manera y demuestran que algo sucede, además de la reacción del sistema inmunológico autónomo ante las sustancias inhaladas. ¿Cómo es posible detener los síntomas simplemente pensando? Resulta claro que, en estos casos, se activa la misma dinámica mental-emocional descrita en el capítulo que habla del tratamiento.

No tengo pruebas de que esta «terapia de conocimiento» funcione con las otras alergias más comunes, por lo que no diré nada acerca de ellas, salvo que si yo sufriese alguna de ellas, ciertamente tendría en cuenta los factores emocionales de mi vida.

Dicho sea de paso, el hecho de reconocer la función de las emociones no impide el uso de los tratamientos médicos convencionales.

LA MENTE Y EL SISTEMA GASTROINTESTINAL

Esta es la única área en la que, tradicionalmente, la función de los factores emocionales ha sido reconocida tanto por los médicos como por los profanos. Sin embargo, aunque la mayoría de las personas aún opina que las úlceras son provocadas por la tensión, los médicos tratan incansablemente de probar lo contrario. Si leemos atentamente cualquier publicación médica especializada en el sistema gastrointestinal (existe una con el colorido nombre de *Guts* (tripas), encontraremos muchos artículos que sugieren la existencia de causas puramente «físicas», y en los que no se menciona a las emociones. Esto coincide con la tendencia a concentrarse cada vez más en la física y la química de la enfermedad.

En mis diecisiete años de trabajo con el SMT, he observado que existe una correlación constante entre dicho padecimiento y los trastornos gastrointestinales. Por lo general, los pacientes tienen antecedentes de acidez, hernia de hiato (la cual parece formar parte del síndrome ulceroso), úlcera péptica, síndrome de colon irritable, colon espástico, estreñimiento o «gases», por mencionar sólo los más comunes. Por lo general, los pacientes sufrieron estos padecimientos antes de contraer el síndrome doloroso.

Al igual que el SMT, tales trastornos son resultado de lo que he llamado una función autónoma anormal, la cual, desde mi punto de vista, es estimulada a su vez por los mismos factores emocionales que provocan el SMT. Estos padecimientos son menos comunes que hace treinta o cuarenta años, pero ello se debe a que el SMT se ha convertido en la defensa física preferida contra la ansiedad y la ira. Otra razón probable es la creación de excelentes medicamentos antiulcerosos. Dado que tales fármacos son capaces de eliminar los síntomas, éstos se vuelven incapaces de atraer la atención del paciente, y éste es precisamente el propósito de los procesos psicofisiológicos. Por ello, el cerebro elige otro recurso, como el SMT. Esta reducción en la frecuencia de dichos trastornos ha sido documentada en las publicaciones médicas.

La prueba más contundente de que los trastornos gastrointestinales se relacionan con las emociones, por lo que pueden ser atacados de igual forma que el SMT, es el caso de un hombre que acompañó a su esposa a las conferencias. Esta persona se liberó de sus síntomas gastrointestinales al enterarse de la forma en que la mente influye sobre el cuerpo.

LA MENTE Y EL DOLOR DE CABEZA

El dolor de cabeza persistente o recurrente siempre debe ser tratado por el médico familiar, ya que puede ser un signo de algo más serio, como un tumor. No obstante esto último es muy raro.

No pretendo presentar una reseña exhaustiva del dolor de cabeza, sino simplemente decir que, en mi experiencia, la mayoría de los casos de dolor de cabeza se deben a la tensión, lo cual los relaciona estrechamente con el SMT. Sospecho que el mecanismo es exactamente el mismo: la constricción de los vasos sanguíneos que irrigan los músculos craneanos. Al igual que en el SMT, la causa fundamental es la tensión, según la hemos definido, y existe una gran variedad de patrones y grados de severidad.

Las jaquecas que afectan a la parte posterior de la cabeza se relacionan claramente con los músculos dorsales del cuello que forman parte del SMT. Algunos pacientes afirman que el dolor se manifiesta en toda la cabeza, mientras que otros lo experimentan sólo en la región frontal. Un caso muy común es el del «dolor detrás de los ojos». Cuando se trata de dolores unilaterales (es decir, que afectan sólo a un lado de la cabeza), severos y acompañados de náuseas, suelen denominarse migrañas. El dolor de cabeza provocado por tensión puede ser tan incapacitante como el peor de los dolores de cuello, hombros o espalda.

Al parecer, la migraña tiene la misma causa psicológica subyacente que el dolor de cabeza provocado por tensión, pero su fisiología es distinta. Yo padecí de migraña durante varios años y puedo hablar con la autoridad de alguien que ha sufrido ese padecimiento. Lo que lo distingue del dolor de cabeza provocado por tensión es cierto fenómeno neurológico, generalmente de tipo visual, que precede al inicio del dolor. Yo percibía una línea dentada y curva que ocupaba diferentes partes de mi campo visual. Parecía un cristal roto y «titilaba», es decir, se encendía y apagaba muy rápidamente. Por alguna razón, estos fenómenos se conocen como «luces». Usualmente comenzaba como un pequeño punto que obscurecía una parte del campo visual y en cuestión de minutos se convertía en el patrón descrito anteriormente. Este fenómeno duraba unos quince minutos antes de desvanecerse gradualmente, y era seguido por el dolor de cabeza, que podía ser muy severo.

Lo que resulta un tanto atemorizante de la migraña es que se ha demostrado que se debe a la constricción de un vaso sanguíneo ubicado dentro de la materia cerebral. En cierta ocasión sufrí un episodio en el que mi habla se volvió incoherente durante cerca de una hora. Este fenómeno se conoce como afasia y se debe a la constricción temporal de una arteria vital ubicada en el centro del habla del cerebro.

Sin embargo, la buena noticia acerca de la migraña es que también constituye un equivalente del SMT y puede ser detenida precisamente de la misma forma; al menos, esa es mi experiencia. Me ocurrió años antes de saber nada acerca del SMT. Cuando yo apenas era un joven médico familiar que padecía ataques ocasionales de migraña, tuve una conversación con uno de los médicos veteranos de la comunidad, quien había leído en alguna parte que las migrañas podían deberse a la ira reprimida. La siguiente vez que vi las «luces», lo cual significaba que tenía alrededor de quince minutos para reflexionar, traté de averiguar por qué podía estar furioso, pero no se me ocurrió nada. Sin embargo, para mi sorpresa, no sufrí el ataque y desde entonces no he vuelto a tener otro, si bien continúo viendo las «luces» unas cuantas veces al año.

En retrospectiva, sé muy bien por qué sufría las migrañas en ese entonces, y qué era lo que estaba reprimiendo. Ahora, cuando veo la señal de alarma, usualmente puedo saber por qué estoy furioso, y constantemente me sorprende el hecho de que, sin importar cuántas veces admita que estoy reprimiendo la ira, sigo haciéndolo una y otra

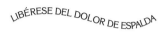
vez, ya que ello parece formar parte de mi naturaleza, es decir, de la forma en la que me desarrollé psicológicamente. Al reconocer qué era lo que hacía, fui capaz de detener una reacción física muy desagradable. Lo mismo sucede con el SMT.

LA MENTE Y LA PIEL: ACNÉ Y VERRUGAS

Parece existir una estrecha relación entre estos trastornos de la piel y las emociones. Al igual que con casi todos los procesos en los que interviene la unidad mente-cuerpo, no contamos con ninguna prueba experimental de la función causal de las emociones, pero ciertamente existe una gran cantidad de pruebas clínicas que lo demuestran. El acné es una de las «otras cosas» más comunes que los pacientes con SMT han tenido antes de padecer su problema de espalda, o que experimentan simultáneamente con él.

Existe una historia acerca de un hombre que sufría de una erupción cutánea en la parte del dedo en que usaba su argolla nupcial; dicho trastorno desapareció cuando se separó de su esposa. Otros anillos de oro no le provocaban esa reacción.

Se ha sugerido que otros trastornos cutáneos, como el eczema y la psoriasis, están relacionados con las emociones. Me inclino a pensar lo mismo, aunque no tengo pruebas que respalden o contradigan esta afirmación.

EL MÉDICO BRUJO

Las pruebas del poder de la mente están por doquier. La reacción de placebo se produce en todas partes. La mayoría de los médicos debe una parte de su éxito a este fenómeno, y algunos no hubiesen tenido éxito en absoluto de no ser por el efecto placebo.

Hace algunos años descubrí un maravilloso ejemplo de la interacción mente-cuerpo en un artículo escrito por Louis C. Whiton y publicado en el número de agosto-septiembre de 1971 de la revista *Natural History*. El artículo se titulaba «Bajo el poder del Gran Gadu» (Vol. 80. Núm. 7). Durante años, el Dr. Whiton había estado realizando estudios antropológicos en Surinam, América del Sur, y se había interesado particularmente en las ceremonias, ritos y curas de los médicos brujos de un grupo de habitantes de la jungla conocidos como los Negros de la selva. Durante dos años, este investigador había sufrido de dolor en la parte derecha de la cadera atribuido a la bursitis trocantérica (ver la página 141). Este trastorno había resistido a todo tratamiento. Acompañado por su médico personal, cinco amigos y el editor de un diario de Surinam, este investigador viajó casi 65 kilómetros en la selva de Paramaribo para recibir tratamiento de un famoso curandero llamado Raineh. En el artículo del Dr. Whiton se incluye una foto de este personaje, la cual lo muestra como un hombre muy impresionante.

La ceremonia, descrita con gran detalle por el Dr. Whiton, comenzó a la medianoche y duró cuatro horas y media. Dicha ceremonia se componía de muchas partes: el paciente debía ser protegido contra los espíritus malignos, era necesario interrogar a su alma acerca de su vida pasada y atraer a las divinidades benéficas locales; asimismo, era necesario «expulsar el mal» del cuerpo del paciente y transferirlo al del curandero. En ese momento, el doctor Whiton se levantó del suelo, descubriendo que su dolor había desaparecido. La ceremonia continuó para transferir el «mal» del cuerpo del curandero al de una gallina, y concluyó con encantamientos y otros procedimientos para evitar que el «mal» volviese a entrar en el cuerpo del paciente.

Sin duda, el Dr. Whiton estaba predispuesto a que su experiencia terapéutica resultara exitosa, ya que confiaba en el poder de la mente para sanar al cuerpo. No obstante, esa predisposición no le era de utilidad en los Estados Unidos; necesitaba a un sanador con poder y categoría, y lo encontró en la selva de Surinam.

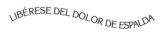

Como he dicho en otras partes del libro, no estoy a favor de las curas placebo, pues suelen ser temporales. Sin embargo, he relatado esta historia porque constituye un ejemplo más de lo que puede hacer la mente.

EL DR. H. K. BEECHER

El Dr. H. K. Beecher es uno de los primeros investigadores serios sobre el dolor en Estados Unidos. En 1946, publicó un artículo en los *Anales de cirugía* titulado «El dolor en los soldados heridos en batalla» (Vol. 123, pág. 96). Durante años, este artículo fue citado ampliamente debido a sus interesantes observaciones. Sin embargo, actualmente el nombre del Dr. Beecher está sumido en la oscuridad, pues sus enseñanzas han dejado de ser aceptables para los estudiosos del dolor.

El Dr. Beecher interrogó a doscientos quince soldados poco tiempo después de haber sido gravemente heridos en varios lugares de Europa durante la Segunda Guerra Mundial, descubriendo que el 75% de ellos sufría dolores tan leves que no necesitaban morfina. Tras reflexionar que las emociones intensas son capaces de bloquear el dolor, el Dr. Beecher conjeturó que: «Con relación a esto, es importante considerar la postura del soldado: su herida lo excluye de un ambiente extremadamente peligroso, lleno de fatiga, incomodidades, ansiedad, temor y verdadero peligro de muerte, y le da acceso a la seguridad del hospital. Sus problemas se han acabado, o al menos eso es lo que él piensa».

Esta observación está respaldada por un informe del Departamento de Salud de Estados Unidos durante la Segunda Guerra, citado en el libro *The Second World War: A complete History* (*La Segunda Guerra Mundial: una historia completa*, Nueva York: Henry Holt, 1989), de Martin Gilbert. En él se señala que, para evitar el deterioro psíquico de los soldados de infantería, éstos debían ser relevados, generalmente demasiado pronto. En el informe se indica que «Una herida o una lesión no se considera una desgracia, sino una bendición».

La siguiente es otra de las formas en que la mente puede modificar o eliminar el dolor. Una actitud positiva, el buen humor y un estado emocional positivo son capaces de bloquear o evitar el dolor. Pero todavía no sabemos cómo funciona este mecanismo.

Sin embargo, sabemos parcialmente cómo funciona el proceso terapéutico en el SMT. El hecho de conocer lo que está haciendo el cerebro hace que el proceso carezca de propósito y que los estímulos autónomos se detengan, al igual que el dolor. Sin embargo, aún nos falta descubrir cómo los fenómenos emocionales pueden estimular a los fisiológicos, aunque esto quizás rebase nuestros horizontes mentales. Es incuestionable que así sucede, pero en estos tiempos, quizás debamos conformarnos con la observación de Benjamín Franklin: «No es muy importante que conozcamos la forma en que la Naturaleza ejerce sus leyes; bástenos con conocer las leyes mismas».

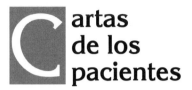

Cartas de los pacientes

Muchos pacientes me han escrito para relatarme sus experiencias con respecto al SMT y los resultados que han conseguido con mi libro.

Voy a dejar que hablen por sí mismos.

Estimado Dr. Sarno:

Esta carta es una continuación de la que le escribí a principios de julio de 1987… Me complace informarle que mi problema en la espalda *era* el SMT y que he podido librarme del dolor casi en un 95 por ciento. Muy de vez en cuando siento algún dolor, pero después de sacar de mi mente (aunque no necesariamente de mi vida) las causas del estrés, hice progresos importantes. Mi peor problema había sido la incapacidad para sentarme y, dado que trabajo en una oficina, ello me resultaba muy difícil. Durante meses, utilicé una silla diseñada para apoyar la mayor parte del peso en las rodillas, pero ahora puedo sentarme en sillas normales durante largos periodos de tiempo y ¡ni siquiera *pienso* en mi espalda!

Estimado Dr. Sarno:

Por fin..., recibí su carta..., en el lugar donde he estado cuidando a mi madre enferma desde hace tres semanas. ¡Esto ha sido realmente una prueba para averiguar si mi espalda comenzaría a dolerme de nuevo!... Sé que no me dolería otra vez si no fuera por la fatiga que me provoca cuidar constantemente a una persona anciana, la decisión de alojarla en una residencia en el lugar donde vive mi hermano, y luego ir a casa de ella y pasar una semana recogiendo todo y vendiendo la casa. ¡Esa es realmente una fuente de estrés!

De cualquier forma, la buena noticia es que no he permitido que esta situación me estrese... Sé que una vez que regrese a casa..., y descanse algunos días, estaré bien.

...Creo que su teoría del SMT es correcta y me gustaría que la mayor cantidad posible de gente se beneficie de su investigación...

Dr. Sarno:

...Mi dolor en la parte baja de la espalda comenzó cuando tenía unos veinticinco años (ahora tengo treinta y cuatro). Cuando cumplí treinta, el dolor se había extendido a toda mi espalda, cuello y hombros. El dolor era crónico y con frecuencia, debilitante. Después de varias sesiones infructuosas, primero con mi médico familiar y luego con un neurólogo, recurrí a la atención quiropráctica por recomendación de un amigo. Después de dos años y medio de practicarme «ajustes» de una a tres veces por semana, el dolor disminuyó y se mantuvo bajo control, pero no se curó de manera permanente. Como oficial de la marina, es posible que, en un futuro no muy lejano, deba trabajar en el extranjero y posiblemente en alta mar, de modo que sabía que mi dependencia de la atención quiropráctica tendría que terminar si quería continuar con mi carrera naval. Estaba en la mitad de la lucha con este problema cuando el amigo de un familiar me habló de su trabajo...

...Me di cuenta que su estereotipo de un enfermo de SMT me describía de cuerpo entero. Además, toda su explicación fisiológica del SMT me resultó lógica como nada de lo que había oído (de los médicos) o leído antes. ¡Fue un alivio encontrar *finalmente* a alguien que no sólo entendía lo que yo había estado sintiendo, sino que ofrecía esperanzas basadas en razonamientos y experiencias médicas acertadas! De inmediato acepté el SMT como mi diagnóstico. (Mi aceptación quizá se vio apresurada por el hecho de que un veterano de la marina, especialista en padecimientos de la espalda, había examinado detalladamente una serie completa de radiografías de mi espalda y cuello y concluyó que mi columna vertebral no estaba desalineada, ni tenía discos anormales ni signo alguno de artritis.) Después de leer dos veces más su libro, y después de casi dos meses, mi dolor en la espalda y el cuello había prácticamente desaparecido. Un par de semanas más tarde, el dolor volvió, pero sencillamente volví a enfocar mis pensamientos en el diagnóstico del SMT, y el dolor desapareció otra vez después de una semana, aproximadamente. Desde entonces, he sufrido un par de recaídas, pero el mismo tipo de terapia del conocimiento las calma rápidamente, por lo que cada vez duran menos.

...Considero que mi SMT está bajo control. Sé que es probable que nunca desaparezca por completo, pero confío en que pueda controlarlo sin depender de un quiropráctico, de un médico o de alguien más. Nuevamente puedo disfrutar

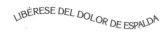
de mi esposa y de mis hijos; mi carrera en la marina va por buen camino y tengo mucha confianza en el futuro…

Estimado Dr. Sarno:

…En 1970, me diagnosticaron una dislocación de disco. La controlé bastante bien hasta 1979, cuando sufrí otro ataque grave. Otro médico (visité a cuatro en ese año: dos dijeron que era un disco dislocado, dos dijeron que no) me dijo que tenía dos vértebras demasiado juntas y que eso ocasionaba un desequilibrio muscular. Hacía ejercicio religiosamente dos veces al día (desde entonces hasta esa primavera). Esto me mantenía fuera de la cama (pasé en cama gran parte de 1979), pero nunca estaba bien. Luego, en 1986, empeoré. La región interna de mis muslos temblaba y me dolía mucho. Me asusté. Le temía a una operación de la espalda porque los resultados son muy variados según la gente.

Después de leer su libro, empecé a ignorar el dolor y, lo más importante, a dejar de temerle, y ahora hago lo que quiero. Todavía siento algunas molestias, pero continúo y se disipan. Es un libro maravilloso. El síndrome en el que se entra, el círculo vicioso de dolor, reposo en cama, más dolor, miedo, miedo, miedo, te encierra y es muy deprimente. Esperé algunos meses para ver si realmente esto iba a funcionar a largo plazo. Así ha sido, por ello le escribo para darle las gracias.

Estimado Dr. Sarno:

…Hace aproximadamente seis meses que me recuperé de lo que, según el diagnóstico, era una hernia del disco L-5 con neuralgia ciática. Antes de leer su libro, consulté a dos ortopédicos reconocidos, relacionados con [una famosa] Facultad de Medicina y a un quiropráctico, todos los cuales me aseguraron que los resultados obtenidos en la tomografía y los síntomas clínicos confirmaban el diagnóstico. Se me ordenó permanecer en cama durante algunas semanas, me recetaron medicamentos antiinflamatorios y me dijeron que la recuperación no era segura.

Viví con bastante dolor y terribles limitaciones en mi movilidad durante casi cuatro meses. Trabajo como psicólogo clínico y tenía que acostarme para atender a mis pacientes. Conducir mi auto me producía un dolor terrible y sentía que sólo podía caminar distancias cortas. Mi estilo de vida, antes activo y atlético, se estaba convirtiendo en un recuerdo. A medida que mi incapacidad se prolongaba, me preocupaba el hecho de que necesitara una operación cuyo resultado era incierto.

Después de la lectura inicial de su libro, me mostré escéptico, aunque no pude evitar sentirme entusiasmado. Pese a mi preparación como psicólogo, había aceptado, sin cuestionarlas, las explicaciones mecánicas de la lesión de disco presentadas por los ortopédicos. Observé que mi dolor empeoraba cuando estaba tenso, pero esto no modificó mi punto de vista acerca de mi «lesión». Su libro me ofreció otra explicación, científicamente plausible, que valía la pena considerar.

Me quedó claro que no pensaba en otra cosa que no fuera mi dolor en la espalda y la pierna, y que me daba mucho miedo cada movimiento. El miedo a lastimar más mi columna siempre me acompañaba. A medida que leía su libro, se me ocurrió que mis primeros síntomas habían surgido en una época en la que experimenté un acontecimiento emocional muy estresante. En cierta ocasión padecí problemas gastrointestinales durante un periodo de estrés, así que la idea de que mi problema en la espalda pudiera haber comenzado como un trastorno de somatización tenía sentido para mí.

Siguiendo el consejo de un amigo, que también se había «curado» gracias a su libro, traté de ser más activo, a pesar del dolor. A pesar de que mis primeros intentos para aumentar mi nivel de actividad me resultaron muy atemorizantes, pronto me di cuenta que no empeoraban el dolor. También noté que el dolor pasaba de una pierna a la otra, a pesar de que la tomografía mostró una protuberancia sólo en el lado derecho. Esta observación fue muy alentadora. Recordé el momento en el que, después de caminar alrededor de la manzana y notar el dolor en mi pierna izquierda y también en la derecha, empecé a reír de alegría. ¡Tenía razón! Todo este sufrimiento se debía a la tensión muscular. ¡Después de todo, mi vida no estaba arruinada!

Dos semanas después de este descubrimiento, reanudé mi vida. Empecé a dar largas caminatas y a sentarme normalmente. El dolor fue disminuyendo gradualmente. Noté que cuando alguien mencionaba la palabra *disco* en una conversación, mi dolor aumentaba. Tuve que releer su libro varias veces para mantener mi confianza y después de cada lectura, mi dolor disminuía. Evité el contacto con mi ortopédico y con la gente que creía tener problemas estructurales en la espalda, ya que todavía estaba demasiado indeciso en mi nueva comprensión, y el ciclo de miedo-dolor-miedo-dolor se reactivaba fácilmente al pensar que usted pudiera estar equivocado.

Cuando empecé a recuperarme, consulté a un terapeuta físico que pensaba que sus ideas eran plausibles y me ayudó a incrementar mi capacidad de movimiento y a recuperar mi fortaleza muscular. Ahora me doy cuenta de que me ayudó mucho a sentirme seguro con respecto a moverme de nuevo. Durante el año pasado no tuve restricciones en mis actividades físicas. He hecho muchas cosas que serían terribles para una persona con hernia del disco L-5 y dolor ciático, como volar a Tailandia (veintiséis horas sentado en el avión), construir una habitación en el sótano, esquiar, dar caminatas prolongadas, llevar bebés en brazos e ir de excursión con una mochila. Rara vez siento dolor en el nervio ciático y cuando ocurre, suele ser leve. Ya no pienso en mi espalda; en lugar de ello, pienso en lo que me puede hacer sentir angustiada o tensa. Siento a mi nervio ciático como un barómetro benigno de ansiedad.

Sé… que ha escuchado muchas historias como la mía. Espero que esta carta pueda serles útil a otros que están sufriendo lo que para mí fue un trastorno iatrogénico provocado por no entender lo que, en principio, era un problema inofensivo de somatización…

Estimado Dr. Sarno:

Me complace mucho ofrecer mis comentarios acerca de su libro y su efecto sobre mi persona.

En el verano de 1987, mientras jugaba al tenis, sentí un «dolor» repentino en la espalda. Había sufrido algunos problemas leves en la espalda cuando era adolescente, pero no había tenido ningún síntoma en más de veinte años (actualmente tengo cuarenta y uno.) Llegué al trabajo como pude, pero cuando mi jefe, que padecía (y todavía padece) problemas de espalda que lo llevaron a operarse, me vio, me ordenó que me fuera a casa y acudiera al médico sin demora.

El médico sacó un modelo de una columna vertebral y me mostró cómo los nervios pueden quedar atrapados entre el hueso y el cartílago y crear el doloroso espasmo que estaba sufriendo. Su consejo fue que me quedara en cama durante dos semanas y, por supuesto, que cancelara el viaje de una semana en bicicleta que había planeado para dentro de diez días. De inmediato comencé a sudar frío ante la perspectiva de perder dos semanas de trabajo y la aparente gravedad de mi enfermedad, según lo denotaba esa prolongada convalecencia.

Pues bien, me quedé en cama únicamente cinco días y luego volví a trabajar, todavía con el dolor. Incapaz de sentarme por largos periodos de tiempo, pasaba algunas horas del día en el suelo de mi oficina con el teléfono a mi lado. Luego, armado con Motrin y Robaxin que el médico me prescribió, hice el viaje en bicicleta. Extrañado, descubrí que sentía que mi espalda mejoraba a medida que transcurría la semana, a pesar de que me apoyaba en un asiento de bicicleta cinco horas al día.

En los diez meses siguientes tuve algunos otros incidentes menos graves. Cada vez que se presentaba uno de estos accesos, guardaba mis zapatillas para correr y mi equipo para jugar al tenis y esperaba a que el dolor disminuyera (visualizando todo el tiempo que mi columna vertebral era cortada en dos por un disco que presionaba las vértebras). Luego, en la primavera de 1988, coincidiendo con una situación especialmente tensa en mi vida personal, sufrí un ataque que duró semanas. En esa misma época, un amigo... que había tenido problemas crónicos de espalda durante años, me habló de usted. Tenía grandes dudas, por decir lo menos. Supongo que podría decir que los dos viajes de ida y vuelta... a Nueva York que me llevaron a leer el libro cambiaron mi vida. Es vergonzoso pensar que soy tan común, pero por otro lado, me dio confianza saber que soy bastante normal.

El libro me dejó perfectamente claro que, aun cuando los espasmos en la espalda eran reales, dependían de músculos que carecían de suficiente flujo sanguíneo…

Si bien pienso que la sociedad tiene expectativas poco realistas y exageradas acerca del poder de la autocuración (como el hecho de culpar implícitamente a las víctimas del cáncer por su incapacidad para vencer su enfermedad), ahora estoy absolutamente convencido de que gran parte de nuestro bienestar está al alcance de cada uno de nosotros. Su libro sencillamente me mostró la dirección que debo seguir cuando surge un problema.

Estimado Dr. Sarno:

Su libro fue literalmente un alivio. La carta adjunta, que envié a mi médico, quizá resuma mejor mi situación…

Espero que mi gratitud por escrito refleje con precisión el alivio que su libro nos dio a mí y a mi esposa. Gracias.

Estimado Doctor:

Le escribo para decirle cómo he progresado desde que lo vi por última vez en noviembre. La última vez que hablamos, usted había revisado los resultados de un estudio de resonancia magnética que me habían practicado. En ese momento, yo estaba próximo a aceptar su recomendación de someterme a una operación quirúrgica; no había mejorado después de un largo período de reposo en cama y, posteriormente, el estudio de resonancia magnética parecía mostrar una hernia de disco.

Después de consultarlo a usted, acudí a un quiropráctico, pero no me ayudó. El dolor en mi pierna mejoraba a veces y empeoraba en otras; no había un patrón definido. Luego, en Navidad, cancelé todos mis planes para salir de vacaciones y decidí pasar tres semanas en cama. Sin embargo, después de una semana, la pierna me dolía más que nunca. Francamente, estaba muy preocupado. Casi me había resignado a adaptarme a un estilo de vida restringido, hasta que un familiar me envió un libro sobre el dolor de espalda que creo que debería conocer.

El libro era impresionante porque, tras realizar una descripción completa de este tipo de dolor y de otros similares, atribuía mi dolor de espalda a espasmos musculares provocados por la tensión. La cura: salir de la cama y reanudar la vida normal (hacer que la sangre circule en los músculos encogidos y ¡relajarse!)

Lo primero que hice después de leer el libro (y tenga en cuenta que sufría un dolor insoportable) fue tomar mi coche, deshacerme del soporte para la espalda y conducir durante cuatro horas seguidas. Cuando estacioné el automóvil no tenía dolor alguno. Los siguientes tres o cuatro días, me senté casi todo el día sin descanso y caminé vigorosamente en una playa arenosa. El dolor seguía desminuyendo. Una semana y media después, jugué al *racquetball* durante hora y media y gané los tres juegos, sin sentir ningún dolor en absoluto.

El diagnóstico de espasmo muscular era razonable porque ningún incidente específico ocasionó el dolor, sino que éste surgió cuando dejé mi trabajo para entrar al colegio de posgrado sin haber sido admitido antes. Estaba tratando de cambiar mi área profesional y tenía que dar el paso en ese momento o no hacerlo nunca. En ese momento no hubiera necesitado tirar de mi pierna para decirme que estaba «estresado».

Mi propósito principal al escribirle este relato es agradecerle su tiempo y paciencia y, lo más importante, ayudar a otros...

Estimado Dr. Sarno:

Quiero agradecerle lo mucho que ha contribuido a mi salud y, por tanto, a la calidad de mi vida...

Había sufrido intensos dolores en la espalda (superior e inferior, incluido el ciático) desde hacía siete años cuando le llamé. También sufría con regularidad fuertes retortijones intestinales, intensos dolores agudos en el pecho; dolor en mis rodillas, tobillos, codos, muñecas, nudillos y un hombro. Todos estos dolores, sobre todo el de la espalda, limitaban considerablemente mi capacidad para trabajar y jugar. No podía limpiar el suelo, fregar los platos, llevar bebés en brazos (en realidad, nada que pesara más de un kilo y medio), practicar ningún deporte, etcétera. Incluso cepillarme el cabello me causaba dolor.

Había sido una persona muy fuerte y activa, con una gran necesidad de esforzarme físicamente, a lo cual yo, y todos los demás, atribuimos la causa de mis problemas en la espalda.

En la primera visita a mi médico, me recomendó suspender la mayor cantidad posible de actividades, no hacer nada que me lastimara y me dijo que probablemente muchas cosas me lastimarían.

Seguí ese consejo. Durante los siete años siguientes, me volví una «experta» en las supuestas causas y curas del dolor de espalda, pero en vano. Acudí a catorce sesiones de acupuntura, diecisiete sesiones con el quiropráctico, diecisiete sesiones de «alineación corporal», trece sesiones de *rolfing*, varias sesiones de terapia física, usé una «unidad de desbloqueo nervioso», asistí a «clases de ejercicios para espaldas enfermas», me inscribí a un club deportivo (iba a nadar y utilizaba el jacuzzi y la sauna, recibí muchos masajes, etc). Un médico pensó que podría ser «síndrome de fibromialgia primaria» y me recetó L-triptófano y B6.

Todos estos tratamientos parecían ayudar un poco en el momento, pero seguía sufriendo unos dolores tremendos.

Después de mi conversación con usted, consideré la posibilidad de consultar a un psicoterapeuta, pero decidí intentarlo primero sola. Me di cuenta que el causante de mi tensión no era un gran problema de fondo, sino todas las pequeñas cosas en mi vida diaria que había aprendido a temer y que producían tensión, las cuales iniciaban el ciclo de dolor, más tensión, más dolor, etcétera. Si la causa era un conflicto psicológico no resuelto, noté que la mayor parte del tiempo no tenía que resolverlo para que el dolor cesara, sino sólo *darme cuenta* que eso era el origen de mi dolor. Ahora descubro que tiendo a resolver las cosas más rápidamente de lo que lo hacía antes.

Estaba muy sorprendida y feliz con respecto a mi capacidad para convertir un espasmo doloroso en una señal de que algo debía estar molestándome (emocionalmente o mentalmente) y luego deshacerme por completo del dolor en cuestión de un minuto o menos.

Tardé cuatro meses en controlar bien el procedimiento, y en menos de un año era capaz de decirles a los amigos y la familia: «Sí, por fin mi espalda está curada. ¡No me duele!»

Al mismo tiempo que mi espalda se liberó del dolor, cada una de las otras partes del cuerpo que mencioné al principio también lo hizo. Finalmente pude trabajar y jugar de nuevo como no lo había hecho durante siete años. ¡Qué alivio!

Siempre le estaré agradecida, Dr. Sarno, por tener el ánimo y la bondad de hacer lo que ha estado haciendo durante más de veinte años: ayudar a la gente a liberarse permanentemente del dolor incapacitante.

Gracias.

Estimado Dr. John Sarno:

...He mejorado notablemente y ahora llevo una vida activa y normal tras haber vivido con dolor y sufrimiento. Trato de informar a otros a quienes creo que les beneficiaría su trabajo.

Sólo quiero que sepa que cuenta con el enorme aprecio de alguien que no lo conoce, pero que recibió la enorme influencia de su don especial.

Le reitero mi sincero agradecimiento.

Estimado Dr. Sarno:

...La lectura de su libro cambió mi vida. Tenía un dolor crónico y había intentado muchas «curas», ninguna de las cuales me ayudó hasta que leí su libro.

Estimado Dr. Sarno:

Durante seis meses del año pasado, experimenté un intenso dolor en la parte baja de la espalda. A las dos semanas de conocer su teoría sobre el SMT, mi dolor en la espalda desapareció. Me siento muy agradecida con usted y quiero contarle la historia de su influencia a distancia sobre mí.

En julio de 1988, después de correr una mañana, sentí cierta tensión en la parte baja de la espalda y un dolor se irradió desde la parte posterior de mi pierna izquierda hasta el pie. Durante veinticuatro horas sentí un fuerte dolor en la espalda, así que fui a ver a mi quiropráctico. Empecé inmediatamente a seguir su plan de tratamiento, que consistía en acostarme sobre la espalda unos momentos durante varios días, poniendo hielo en ella tan frecuentemente como fuera posible. Posteriormente debía hacer ejercicios suaves de estiramiento, montar en la bicicleta estacionaria, usar un soporte lumbar y posteriormente un aparato ortopédico para la espalda. Me dijo que tenía tensión muscular, ligamentos inestables en la región inferior de la columna vertebral y probablemente, una lesión menor en el disco. Seguí fielmente este plan de tratamiento porque confiaba en mi quiropráctico y me simpatizaba, y había experimentado tratamientos satisfactorios en lesiones anteriores en los músculos del cuello y cadera. Seguí trabajando, acostándome con frecuencia y haciendo breves caminatas con regularidad.

Por desgracia, el dolor no disminuyó y parecía empeorar gradualmente. Sentí un ligero alivio durante unas semanas en agosto, estando de vacaciones, pero cuando regresé a trabajar, el dolor fue más fuerte que nunca. Creía, como se me había dicho, que me había lastimado, de modo que andaba con mucho cuidado: dejé de correr, adapté unos soportes lumbares a mi silla en el trabajo, tenía cuidado al moverme, y en general empecé a restringir mi vida, ya que casi todo lo que hacía lastimaba mi espalda y tenía miedo de estar interfiriendo con el proceso de curación.

En noviembre, el dolor era más fuerte que antes. Me sometí a una serie de pruebas con la esperanza de encontrar alguna explicación. Mi quiropráctico no creía que se tratara de algo grave, pero estaba confundido, junto conmigo, porque no me recuperaba. Me hice pruebas para la artritis, una radiografía, un estudio de resonancia magnética y un examen neurológico. El único resultado de todo esto fue el consejo del neurólogo de que probara con la natación. No sabía qué era lo que pasaba.

En diciembre tenía tanto dolor que apenas podía sentarme en el trabajo y tenía problemas de concentración. Soy psicoterapeuta, por lo que para mí, es fundamental ser capaz de poner atención a mis pacientes. Con mucha angustia, decidí dejar de trabajar algunos meses para intentar curarme.

En ese momento, buscaba desesperadamente alguna solución a este problema. Indecisa, consulté a una vidente. También me dijo que tenía espasmos musculares en la espalda y ligamentos sueltos que impedían que sanara. Me recomendó someterme a un tratamiento de acupresión con un especialista chino. Después de cinco o seis sesiones de tratamiento atrozmente dolorosas, el médico dijo (por medio de un intérprete) que debía haber mejorado y que estaba confundido. Cuando escuchó que estaba utilizando compresas de hielo y haciendo ejercicio dijo: «Oh, no, debe mantener caliente, relajar y hacer como si estuviera de vacaciones.» De manera sorprendente, después de relajarme totalmente durante el fin de semana, sentí un poco de alivio.

Así que, el siguiente lunes en la mañana, en enero (1989), cuando recibí la carta de un antiguo amigo de la universidad (que sabía de mis problemas de espalda) con una copia de un artículo de Tony Schwartz, aparecido en la revista *New York*, acerca de un tratamiento milagroso para el dolor de espalda aplicado por un tal Dr. John Sarno, estaba lista para escuchar sus ideas. Pasé el día en el teléfono hablando con conocidos de mi amigo, todos los cuales confirmaban la misma curación milagrosa..., y llamé a su consulta. Se me informó que podría verlo dentro de unas seis semanas, y que usted me llamaría a casi dos semanas para concertar una cita.

Mientras esperaba, empecé a seguir el tratamiento por mi cuenta. Inmediatamente percibí la precisión del diagnóstico del SMT. En consecuencia, fue fácil decirme que no tenía nada, que no estaba lastimada, que el dolor se debía a tensión y que desaparecería. También intenté relajar mi espalda utilizando técnicas de meditación para relajamiento y traté de identificar el conflicto subyacente. Después de años en la psicoterapia, me sorprendió que expresara conflictos inconscientes de manera somática. Pero decidí que el conflicto tenía que ver con el hecho de no mantenerme por mí misma.

En dos semanas, el dolor desapareció durante las sesiones de relajación. En dos meses, estaba tan activa como antes. Si el dolor regresaba cuando iba al cine, iba al cine todas las noches durante una semana y me decía que el dolor desaparecería. Y así sucedía. Cuando llamó para darme una cita, estaba en camino de sanar y decidí que podía hacerlo por mí misma.

En mayo de 1989, descubrí el verdadero conflicto inconsciente que ocasionaba la tensión..., y el dolor en mi espalda. Me quedó claro que la tensión y el dolor en mi espalda eran parte de un grupo de síntomas somáticos presentes en esa época (trastornos gastrointestinales, infecciones frecuentes en el tracto urinario, hombro paralizado), que fueron las primeras señales de mi organismo al recordar la tensión y el dolor de tempranas experiencias incestuosas.

A lo largo de este último año, tuve punzadas leves y breves de dolor en la espalda al resistirme a recordar los sentimientos dolorosos del abuso sexual. Pero sabía que todos los signos de dolor en la espalda desaparecerían cuando sanaran las heridas psicológicas.

Permítame decirle lo agradecida que estoy con usted. Sus ideas no sólo me proporcionaron un marco de referencia que me permitió sanar mi dolor en la espalda, sino que también me ayudaron a descubrir el verdadero significado oculto tras la tensión y el dolor. Ahora, la cura completa ha comenzado.

Muchísimas gracias.

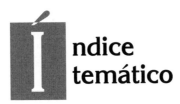

Índice temático

Índice